基于多模态人机交互的听障者无障碍技术研究

赵　剑　史丽娟　王丽荣　著

科学出版社

北　京

内 容 简 介

本书主要研究利用先进的信息技术和手段，消除残障者在言语康复、教育学习、生活及交流中所遇到的各种障碍，将可视语音等多模态技术引入康复领域，结合现代信息技术中的人工智能、物联网、群智计算等将无障碍技术扩展到融合教育、生活无障碍、交流无障碍等领域。本书研究内容主要包括：应用可视语音及虚拟现实技术解决听障儿童言语康复难题；应用多模态交互技术研究听障学生高等教育课堂教学辅助装置，解决听障学生融入正常课堂无障碍学习难题；应用群智计算技术与多模态技术解决听障者与健听者无障碍交流难题。

本书可以作为人机交互、康复工程与技术、残障者无障碍技术等相关专业的本科生、研究生的教材或参考书，也可作为相关工程技术人员和研究人员的参考书。

图书在版编目（CIP）数据

基于多模态人机交互的听障者无障碍技术研究/赵剑，史丽娟，王丽荣著. —北京：科学出版社，2020.3
ISBN 978-7-03-061290-8

Ⅰ.①基… Ⅱ.①赵… ②史… ③王… Ⅲ.①人-机系统-应用-听力障碍-研究 Ⅳ.①R764.43-39

中国版本图书馆 CIP 数据核字（2019）第 100073 号

责任编辑：王会明 / 责任校对：马英菊
责任印制：吕春珉 / 封面设计：耕者设计工作室

科学出版社 出版
北京东黄城根北街 16 号
邮政编码：100717
http://www.sciencep.com

三河市骏杰印刷有限公司印刷
科学出版社发行　　各地新华书店经销
*
2020 年 3 月第 一 版　　开本：B5（720×1000）
2020 年 3 月第一次印刷　　印张：13 1/2
字数：260 000
定价：108.00 元
（如有印装质量问题，我社负责调换〈骏杰〉）
销售部电话 010-62136230　编辑部电话 010-62135397-2008

前　言

　　高级人机交互的计算理论研究是国家重点基础研究发展计划中的重要组成部分，多模态人机交互模型是该领域的研究热点和前沿，可视语音、不可视语音技术是其中的关键技术。身体缺陷给残障者在生活、学习、工作、交流上造成了各种困难。而目前的信息产品及信息服务，特别是人机交互方式都是针对普通人设计的，考虑残障者的无障碍应用需求的较少。这种现状使残障者无法像普通人那样享受信息技术带来的便利，在社会生活中面临被边缘化的危险。如果不采取有效措施，如此庞大的残障人群在信息化社会中的生存和发展将会受到进一步制约，无法真正融入现代信息社会中。显然，只有采用科技手段，研发适合残障者无障碍融入社会的装置，才能从根本上消除残障者面临的上述困境。

　　本书第 0 篇（第 1 章）为基础篇，对多模态技术及无障碍技术进行概述。第 1 篇（第 2～第 6 章）论述基于多模态人机交互的言语康复无障碍技术。第 2 篇（第 7 章、第 8 章）论述基于多模态人机交互的听力障碍（简称听障）学生融合教育无障碍支撑体系。第 3 篇（第 9 章、第 10 章）论述基于多模态人机交互的听障者生活无障碍技术。

　　从 2008 年跟随王丽荣老师创立吉林省残疾人康复设备及技术科技创新中心开始，作者及其团队在残障者康复及残障者无障碍研究方向坚持奋斗了十余年。从听障者言语康复开始，将可视语音等多模态技术引入康复领域，结合现代信息技术中的人工智能、物联网、群智计算等将无障碍技术扩展至融合教育、生活无障碍、交流无障碍等领域，形成了以多模态人机交互为核心，结合其他信息技术的听障者无障碍理论与技术系列研究成果。

　　十年磨一剑，作者衷心感谢关爱听障人群的所有爱心人士，感谢科研路上的引路人——欧阳丹彤老师、王丽荣老师、林君老师、卜佳俊老师。感谢本书中应用的技术、方法、算法的研发先驱，没有他们的技术成果，许多无障碍困难很难解决。感谢长春大学提供残障康复领域的专业平台、实验设备、专业团队，没有良好的前期基础、良好的实验室环境、优秀的科研团队，许多难题就无法解决。

　　感谢吉林省残疾人康复设备及技术科技创新中心陈岱民教授、宋雅娟教授、张超副教授、张猛副教授、邹忌副教授的帮助和指导，感谢听障康复技术研究室的秦宏伍、杜钦生、车娜、徐大伟、刘冬梅，没有你们的陪伴和支持我们很难战胜科研路上的荆棘。

　　感谢研究生王柳、孙园园、邱金平、张莹、周尚、徐虎、赵迪、李丹丹、赵一飞、王思博、任林等在对书稿进行最后编辑和校正的过程中付出的辛苦，特别感谢王柳的辛勤付出。

本书的出版得到国家自然科学基金项目"面向聋儿言语康复的多模态人机交互模型及技术研究"（项目编号：61502052）、吉林省科技厅自然科学基金项目"面向失能患者的舌腭电极反馈人机交互模型及装置研究"（项目编号：20180101047JC）、中国博士后科学基金面上资助项目（第 54 批）"真实感三维汉语可视发音在聋儿言语康复中的应用研究"（项目编号：2013M541298）等项目的支持，在此表示衷心感谢。

感谢科学出版社的支持，感谢科学出版社编辑付出的努力。

最后感谢父母、兄长、妻儿，谢谢家人一直以来的关心与支持，也希望这一点微不足道的研究成果，可以作为对他们无尽的爱的一份小小回馈。

作者在撰写本书的过程中非常艰辛，耗时两年之久，由于知识水平有限，书中可能存在一些疏漏之处，请各位读者多提宝贵意见。

长春大学计算机科学技术学院
吉林省残疾人康复设备及技术科技创新中心
吉林省人体健康状态辨识与机能增强重点实验室
赵　剑
2019 年 1 月于长春大学

目　　录

第 0 篇　基础篇

第 1 篇　基于多模态人机交互的言语康复无障碍技术研究

第0篇 基础篇

第 1 章 绪 论

本书主要研究将现代信息技术应用于听障人群无障碍交流、学习、生活等方面，并对 0～12 岁的听障儿童进行基于可视语音、三维会话头像、虚拟仿真等技术的言语康复训练，使 6～22 岁的听障学生通过融合教育课堂辅助系统，基于群智计算的听障人群-普通人群无障碍交流平台实现交流无障碍。重点阐述面向听障儿童言语康复的多模态人机交互技术及装置，以及融合可视语音及不可视语音的三维会话头像技术和以三维会话头像为核心的多模态人机交互模型，用以解决听障儿童自主言语康复难题。三维会话头像技术是包括可视语音和不可视语音两个方面的融合技术。可视语音是指人们在用语言交流时所表达出的面部动作，能在一定程度上传达人们想要表达的意思，帮助人们加深对说话人言语的理解，它包括面部、唇部动作序列。可视语音是相对于（音频）语音而设定的概念。不可视语音是相对于可视语音的一个概念，它是指人们在用言语交流时除去可视语音后参与发音的器官的发音动作，虽不能直接可视，但对理解和学习言语发音至关重要，没有这些看不到的发音器官的参与，人们就无法发出正确的声音，如果在发音过程中它们的动作不规范，那么所表达的言语信息就会不标准，甚至其真正表达的意义不能被理解。

我国的听障者数量庞大，每年新增的听障者数目也在逐步增加，如何帮助听障者实现交流、学习、生活无障碍是我国亟待解决的一项社会问题。多模态人机交互是目前人机交互领域的一个发展方向，多模态人机交互能够通过文字、语音、视觉、动作、环境等多种方式进行人机交互，并通过不同的反馈通道反馈至听障者。基于多模态人机交互的听障者无障碍技术研究能够帮助听障者实现真正意义上的无障碍行动，提高听障者的生活质量，为听障者无障碍建设起到推动的作用。

1.1 基于多模态人机交互的听障者无障碍技术研究背景

随着当今科学技术的发展，听障者可以通过多种技术手段解决言语、教育及生活这三大方面的社会问题，多模态人机交互是本书无障碍技术研究的主要方向。本章的研究背景分为社会背景和应用背景，其中社会背景针对国内外听障人群的社会情况展开介绍，应用背景从言语、教育、生活 3 个方面叙述听障者无障碍技术的应用环境。

1.1.1　社会背景

中国残疾人联合会发布的统计数据显示：全国残障人总数约 8 502 万人，其中听障者有 2 054 万人，约占 24.16%，言语残障者有 130 万人，约占 1.53%，此外每年新增听障儿童约 2.3 万人，由此可见听障事业的发展也是中国残障者事业发展的一个重要组成部分。2018 年《残疾人事业发展统计公报》（残联发〔2019〕18 号）显示：截至 2018 年，全国 1 074.7 万残障儿童及持证残障人得到基本康复服务，其中听障者有 66.1 万人，在康复医疗方面全国提供听力言语残障康复服务的机构有 1 549 个；在教育体系中全国共有特殊教育普通高中班（部）102 个、听障学生 5 554 人；在社会保障体系中也相应地为听障者提供了就业、扶贫、社会保险等相关服务。

美国是世界上第一个制定"无障碍标准"的国家，其无障碍环境建设有多层次的立法保障，且已进入科研与教育的领域；各种无障碍设施既有全方位的布局，又与建筑艺术协调统一。同时，无障碍标准给残障人带来了方便与安全，堪称世界一流水平（景峰，2007）。而我国无障碍建设法规、标准也在进一步发展完善，截至 2018 年初制定或修改了关于残障者的专门法规、规章（包括省级 11 个、地市级 10 个）；制定或修改了保障残障者权益的规范性文件（包括省级 12 个、地市级 53 个、县级 152 个）；出台了省级、地市级、县级无障碍建设与管理法规、规章和规范性文件（共 450 余个）；系统开展无障碍建设的市（县、区）有 1 622 个；成立残障人法律救助工作协调机构 1 987 个，建立残障人法律救助工作站 1 746 个；我国 31 个省（不包括港澳台）、276 个地市、1 197 个县残疾人联合会开通网站并开展残障证电子证照建设，为"互联网+残障人服务"应用奠定了技术基础。

1.1.2　应用背景

听障人群按照年龄层次可分为听障儿童、听障学生、听障者。每个年龄层的听障人群都有自身的需求。例如，针对听障儿童需要提供言语康复训练帮助他们实现言语无障碍；针对听障学生需要提供教育辅助平台帮助他们实现学习无障碍；针对听障者需要提供交流辅助平台帮助他们实现日常生活交流无障碍等。

听障儿童的听觉组织有损伤，没有听觉功能或听觉功能弱，缺乏有效的声音刺激，使语言的形成十分困难，言语发育存在障碍。而学龄前是儿童获得语言的关键时期，医学专家指出：0～3 岁是儿童大脑发育最快的时期，也是学习语言的最关键期。7 岁以前是言语能力最佳形成期，7～12 岁是可塑期。如果错过最佳康复期，没有在脑部形成语言刺激，那么将严重影响听障儿童后期的言语发育，同时直接影响听障儿童认知能力、思维能力和记忆能力的发展，增加他们获得知识的难度，影响其情感和智力的正常发育。虽然听障儿童因为听力障碍而听不见声音，但是他们的发音器官是正常的。听障儿童说出的话一般较难听懂，这主要是因为他们的发音方式和发音位置不正确。在听障儿童中有残余听力的占 85%以上，只要听力能得到及时的补偿和重建，进行科学的康复训练，大部分听障儿童是可以掌握有声语言的。

听障学生早期在特殊教育学院学习和生活，但特殊教育学院因为自身教育的局限性是不适合所有学生发展的，所以国内外相关专家提出了融合教育。融合教育是一种没有排斥、没有歧视、没有分类的教育方式，它倡导容纳所有学生，反对歧视、排斥，促进积极参与，注重集体合作，满足不同需求。融合教育思想提倡普通学校要为有特殊教育需求的学生提供学习机会，容纳所有的学生。融合教育是继"回归主流"教育理念后的全新特殊教育理论，它的教育方式是以经过特别设计的环境和教学方法来适应不同特质学生的学习，最终目的是将特殊学生包含在教育、物理环境及社会生活的主流内。所以不管是普通学生还是特殊学生都因其不同特质有不同的学习目标。融合教育的根本目的是让残障学生融入社会。融合教育充分体现了人权观、平等观、民主观、价值观、教学观，体现了全社会对有特殊教育需要的学生人格、受教育权的充分尊重，为特殊学生带来了福音。融合教育是解决目前高等特殊教育对听视障学生录取专业限制的一项改革措施。通过开展融合教育，特殊学生可以与普通学生一样选择专业，这为听视障学生提供了无差别、无歧视的专业选择机会，体现了社会公平性。

听障者从表面上看除了使用手语进行交流外，与正常人几乎没有差别，这也正是听障者容易被忽视的地方。然而听觉信息来源的缺失给听障者的生存与发展带来了诸多的不便（侯璞，2014）。听障者对声音无反馈或者反馈弱，不能及时对声音等信息做出相应的反应，在出行、就医、交流等生活方面处处碰壁。在情绪表达上，听障者不懂得表达与倾诉，也不了解他人对自身的评价，容易产生自卑、多疑的心理。在人际交往中，听障者与人交流有一定困难，因此难免会产生挫败感和失落感。从生理上和心理上看，听障者都需要社会的关爱和帮助。

1.2 多模态人机交互技术研究现状

人机交互主要是研究人和计算机之间的信息交换，它主要包括人到计算机和计算机到人的信息交换两部分。人机交互理论是与认知心理学、人机工程学、多媒体技术、虚拟现实（virtual reality，VR）技术等密切相关的综合学科。人与计算机之间的信息交换主要依靠交互设备进行，主要包括：①人到计算机的交互设备，如键盘、鼠标、操纵杆、数据服装、眼动跟踪器、位置跟踪器、数据手套及压力笔等；②计算机到人的交互设备，如打印机、绘图仪及音箱等。人机交互的交互技术包括：①基本交互技术；②图形交互技术；③语音交互技术；④体感交互技术等。

多模态人机交互将基于语音识别、自然言语理解、模式识别、计算机识别等的计算机技术相融合（卢思羽，2016），充分利用人的多种感知方式，以并行的、非精确的方式与计算机系统进行交互，旨在提高人机交互的自然性和高效性。多模态人机交互技术应用了多种交互设备，如语音输入/输出设备、视频输入/输出设备及传统的鼠标和键盘等。多模态人机交互是在传统人机交互技术的基础上新兴起来的研究领域，是人机交互技术及计算机软硬件设备发展到一定阶段所必然出现的趋势（叶挺，2009）。

1.2.1 多模态人机交互技术国外发展现状

多模态人机交互的构想是 Nicholas Negroponte 提出的交谈式计算机的相关概念，即人通过言语、表情、语音、肢体语言等日常交流方式与机器进行交互。多模态一词是由麻省理工学院的 Richard Bolt 等首次提出的，直到现在麻省理工学院媒体实验室仍是多模态人机交互研究领域的先驱（俸文，2004）。

此外，现今国际上有许多研究机构在进行多模态人机交互技术的研究，如 IBM（International Business Machines Corporation，国际商业机器公司）近年来的研究方向之一就是技术、算法、工具的多模态组合。MSRA（Microsoft Research Asia，微软亚洲研究院）于 2016 年举行的第 24 届 ACM（Association for Computing Machinery，国际计算机协会）国际多媒体会议论文收录数据结果显示：多媒体与视觉（multimedia and vision）、多媒体搜索与推荐（multimedia search and recommendation）和多媒体深度学习（deep learning for multimedia）是投稿较多的 3 个领域，除此之外，多模态分析和描述（multimodal analysis and description）也较为突出，可见在近年多模态是研究热点。

1.2.2 多模态人机交互技术国内发展现状

国内对多模态人机交互技术的研究起步较晚，简要介绍以下相关研究：北京大学多媒体信息处理研究室（Multimedia Information Processing Lab，MIPL）以图像处理、视频处理、机器学习、人工智能等为基础，对互联网上的图像、视频等多模态数据进行采集、分析、识别和挖掘，为构建新一代的跨模态搜索系统和跨模态监管系统提供技术支撑。中国科学院也进行了多模态人机交互项目的研究，如 2017 年基于多模态类脑强化学习的微视频内容理解技术研究多模态类脑强化学习模型，突破多模态深度动态融合、小样本导向性强化学习、多网络联合学习等关键技术。

虽然我国多模态技术起步较晚，但发展速度很快。国际数据公司与百度 AI（artificial intelligence，人工智能）产业研究中心联合发布了《百度大脑领导力白皮书》。《百度大脑领导力白皮书》从技术走向、落地实施、应用价值、市场生态 4 个维度预测了 2019 年中国人工智能市场的发展趋势，并指出融合视觉、语音、语义等的多模态计算开始落地。仅能够看清、听清的机器智能已经不能满足人类的需求，融合视觉、语音、语义及情感的多模态计算成为实现真正智能的迫切刚需。

1.3 无障碍技术研究现状

无障碍特指制度环境中的属性，即有关人类衣食住行的相关公共空间环境、设施、设备都应当能够服务于不同程度的残障者或正常活动能力衰减者（如老年人等），从而营造出一个充满关爱、切实能够保证人类自身方便安全的生活环境。很多发达国家以法律形式，对无障碍要求做了明确规定。目前，美国、英国、日本、巴西等国家针对无障碍已完成了立法、制定了标准。相关立法、标准逐步普及、走向市场化。我国无障碍建设法规、标准也在快速发展与完善。根据听障者对生活环境的需求，我们将无障碍分为言语康复无障碍、融合教育无障碍及生活无障碍技术等。

1.3.1 言语康复无障碍技术研究现状

在听障儿童言语康复的无障碍研究历程中，传统的言语康复方法是语训师一对一采用模拟训练法针对听障儿童进行言语康复训练，听障儿童很难把握教师做出的这种不可视语音的发音过程，导致这种训练方式比较枯燥且成本高。而人机交互阶段的言语康复无障碍技术在近些年得到了广泛的使用并产生了较好的效果，它包括基于 PC（personal computer，个人计算机）端、基于移动智能终端和多模态人机交互 3 个阶段（图 1.1）。

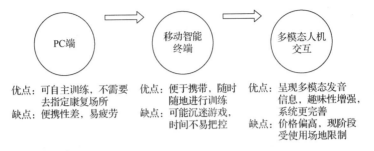

图 1.1　听障人群言语康复的无障碍历程

　　第一阶段的言语康复无障碍技术是基于 PC 端研发的，即开发一个针对言语康复训练的汉语软件系统，让听障儿童通过软件系统能随时调整声音强度、查看历史成绩、保存训练结果、打印成绩单及查看训练时间，而后几年的 PC 端言语康复训练系统已无法满足智能手机等移动智能终端的需要，移动智能终端系统凸显出了 PC 端系统便携性差的缺点。

　　第二阶段的言语康复无障碍技术是针对移动智能终端研发的，是在 PC 端的基础上开发的言语康复 App，在开发过程中增加了数据库设计，以便进行数据统计。基于移动智能终端的言语康复无障碍技术在实际训练中也暴露出一些弊端，主要是儿童在使用手机或者 iPad 时可能会存在沉迷游戏、无法把控时间及达不到很好的效果等缺点，故当 VR 沉浸式技术出现后，基于移动智能终端的言语康复无障碍技术逐渐遭到淘汰。

　　第三阶段是当代广泛使用的多模态人机交互技术，多模态人机交互通过多通道的方式进行人机交互。多通道包括音频、视频、振动及气流反馈等多种通道。人机交互的方式包括基本交互、图形交互、语音交互、体感交互等。VR 沉浸式技术是以体感交互为主且在本书中运用较多的技术，它相比于基于 PC 端言语康复无障碍技术、基于移动智能终端言语康复无障碍技术有着天然的优势，如能够让儿童对言语康复训练更感兴趣、不限范围、可以合理限定听障儿童康复训练的时间及以多通道的方式训练。因此，本书采用实际效果更好的多模态人机交互方式对听障儿童进行言语康复无障碍训练。

1. 言语康复无障碍技术国外研究现状

　　随着时代的进步和科学技术的发展，听障儿童语言康复训练设备已被广泛应用于听障儿童言语功能康复训练。例如，BM Speech Viewer（BM 语音查看器）（Destombes et al.，1994）系统是一种高性能的实时语音治疗设备，其软件部分包含 13 个互动程序，能够帮助听障儿童学会认知和控制浊音发音、定时、音调、响度及发声与韵律，但由于系统没有集成训练词汇库或结构性训练设计方案，它要求使用者具备对语音学和传统临床疗法更深层次的理解,才能更高效地发挥系统潜力;Bälter 等(2005)开发出了一款 Articulatory Tutor(ARTUR,发音向导)系统,该系统研发了一个用于模拟言语康复训练教师发音教学的三维虚拟发音头像,同时,ARTUR 系统还可以记录说话人的发音过程并将其发音与标准发音数据库进行对比;Passig 等(2008)在 2000 年将 VR 技术引入听障儿童言语康复训练,并开展了考察 VR 技术帮助听障儿童培养弹性思维的研究。

在美国,言语康复训练具有一套完整的体系,不仅包括对听障儿童的言语康复训练内容及系统,还包括对听障儿童早期发现和干预(early hearing detection and intervention,EHDI)体系,以及后期对听障儿童言语康复训练的服务体系(田岚等,2014)。在 1988 年美国就已经开始尝试实施听障儿童早期发现和干预计划,近年来该计划已全面实施,听力筛查率可达到 97%以上,从而基本保证了听障儿童能获得及时有效的干预服务,听障儿童将在言语康复训练教师的指导下进行符合其言语、认知、教育背景的综合交流训练和提升社交能力。言语康复训练贯穿听障儿童的整个发音言语认知阶段,即使在偏远地区和行动有障碍的家庭也可以选择远程康复实践(扈莉和刘琼瑞,2017)。远程康复实践主要是基于互联网视频会议来监督和指导父母在训练听障儿童语言方面的技能,为听障儿童及其家庭提供服务的,其中包含了听力学家及语言学家提供的远程听力学、远程语言学和言语康复等方面的康复服务,远程康复实践在美国是一种得到公众认可的言语康复训练模式。

2. 言语康复无障碍技术国内研究现状

我国在听障儿童言语康复无障碍训练系统的研究方面已取得一些进展。例如,已投入临床试验的有国家卫生健康委员会耳鼻咽喉科学重点实验室与山东省聋儿语言听力康复中心合作的《听力语言康复训练软件系统》(刘晓千等,2013),天津师范大学和南开大学合作的《聪聪学话》多媒体听障者语训系统等(王慧芳等,2001)。《聪聪学话》多媒体听障者语训系统,将语音识别技术和多媒体技术结合起来,配以视觉反馈,可对听障儿童的发音实现实时评价,给出发音的波形图和音强、音长及音调等参数,帮助听障儿童找到发音中存在的问题。此系统还能提供元音、语谱图和共振峰等视觉反馈信息。中国科学院研发的基于实物交互的言语康复训练系统(黄朝殿等,2016),将实物交互引入计算机辅助言语康复训练系统中,从而实现了一个视听反馈与实物交互相结合的多通道言语康复辅助训练系统。

1.3.2　融合教育无障碍技术研究现状

2016 年我国在 4 所高校试点试行听障高等融合教育。融合教育是解决目前高等特殊教育对听视障学生录取专业限制的一项改革措施。

融合教育是未来特殊群体接受教育的发展趋势，是听障学生接受教育的主流趋势。听障学生和普通学生在同一个课堂，听同一位教师讲课，可以极大地促进听障学生身心健康发育，使听障学生更好地融入社会。经过 3 年的融合教育实践，结果发现听障学生融合教育课堂存在一些课堂障碍：听障学生以视觉语音（读唇）为主要语义理解方式，在普通课堂，听障学生会遇到教师唇部信息不明显、唇部遮挡等问题，这些问题导致听障学生对课堂语义的理解效率很低。因此，应用现代计算机技术，研究可应用于听障学生的融合教育装置，解决听障学生在普通课堂学习中的难题，提高听障学生获取知识的效率，构建和谐、平等、无差别的教育环境。

1. 融合教育无障碍技术国外研究现状

美国科罗拉多大学著名的特殊教育专家 Cheryi DeConde Johnson 指出，融合教育模式可以很灵活地适应学生的个人学习需要。每个学生都可以获得有意义的指导，在教室中，每个学生都是平等的参与者和贡献者。在美国，特殊教育的对象包含所有儿童。在这些基本原则的指导下，已经有平均87%的听障儿童按照个人教育项目在普通学校接受教育。美国教育部门于 2007 年提交的年度报告显示，截至 2003 年秋季，在各种安置形式下接受教育的特殊儿童比例如下：在普通班级接受教育的占 49.89%，在普通教室中接受大部分教育，在普通教室之外接受特殊教育和相关服务的时间不超过教学日的占 21%；在资源教室接受教育的占27.67%，在普通教室中接受部分教育，在资源教室接受特殊教育和相关服务的时间比例在 21%～60%；在普通学校特殊教育班接受教育的占 18.51%，在普通教室中接受部分教育，在特殊班接受特殊教育和相关服务的时间占教学日的60%以上；在特殊教育学校接受教育的占 2.81%；在寄宿制特殊学校接受教育的占 0.66%；在家或住院接受教育的占 0.45%。

瑞典政府非常重视对残障者的教育，并制定了一系列的政策，进行残障者教育的改革。在 1985 年就启动"教育行动计划"向适龄的特殊儿童提供教育支持；20 世纪 90 年代，99%的有特殊需求的学生进入了普通学校，由此可见瑞典的融合教育已经成为瑞典教育的核心政策之一，瑞典已经成为北欧融合教育模式的代表（王辉等，2015）。

2. 融合教育无障碍技术国内研究现状

"融合教育"强调的是为残障学生提供正常化的教育环境，在普通班级中提供特殊教育的相关服务。其核心是保障教育的公平性，将随班就读作为融合教育的主要发展方向并在主流的教育中给予特殊学生特殊关爱，因此融合教育是国际教育的发展趋势（周满生，2014）。

自 2001 年起，我国融合教育的主要安置形式是随班就读，随班就读的残障学生占在校残障学生的比例维持在 60% 左右（彭霞光，2011）。它不但有利于提高听障儿童的入学率，还有利于听障儿童与普通儿童互相理解、互相帮助（马志芳，2018）。但是，这种教育安置形式对被安置的听障儿童有一定的要求，即被安置在普通班级中的听障儿童其听力损伤程度应该是比较轻微的，他们必须具有一定的社会适应性和基本的学习能力，具有情绪控制、生活自理、沟通等基本能力，他们应该能够参与大部分的班级教学活动，并能够与同学、教师和谐相处，否则他们便很难融入普通学校的教育环境中。鉴于此，在我国普通班级中安置的听障儿童主要为轻度听障儿童，各种教育资源比较丰富的学校也适量地招收一些中度听障儿童，而绝大部分中度和重度听障儿童因其自理能力和学习能力较差，社会适应水平总体较低，不适合在普通班级中随普通儿童一起学习。

香港的融合教育起步较早，1968 年就有一所正规学校为部分听力受损的儿童设立特殊班。1995 年和 1996 年，当地政府相继出台法律法规，落实推行融合教育。2000 年后，香港开始全面系统地推行融合教育。

台湾制定了以融合为理念的特殊教育发展规划及完善的特殊教育相关规定，建立了高效的特殊教育制度。根据 2015 年台湾地区特殊教育信息通报网的统计结果，从学前到高中阶段，93% 的残障学生接受了各种形态的融合教育，已形成以融合教育为主、特殊教育为辅的特殊教育发展形态，并在各个教育阶段对特殊学生提供教育安置服务（林开仪和陈玉梅，2017）。

1.3.3　生活无障碍技术研究现状

无障碍交互技术是一个涉及众多领域的命题。无障碍交互技术的推广和应用对于听障人群这个相对特殊的群体来说意义非同凡响，从某些方面来看甚至比无障碍基础设施更能改变听障人群的生活、学习和工作环境及相应的能力水平，从而使他们真正能够平等地参与社会生活（焦斐，2013）。无障碍交互技术涉及的技术领域相当广泛，但无论是在哪个领域提倡无障碍交互技术都不会给普通人带来不便。听障者在残障人总数中约占 24.16%，在对残障人无障碍环境的构建中，听障者的无障碍问题是整个残障者无障碍事业中的重要组成部分。因为普通人群体不会手语而给听障者的社会生活带来了极大的沟通障碍。这些沟通障碍在听障者的生活中无处不在。听障者由于听力缺失所造成的危险，不仅在于有声语言发展不利，还在于社会交流的丧失。手语翻译者的任务是在听障者手语和有声语言之间进行转换，因此手语翻译者是听障者与普通人沟通交流的搭桥人。而目前我国手语翻译人才稀缺，专业从事手语翻译的人员更少，这就更加为听障者融入主流社会，进行顺畅沟通带来了重重阻碍。本书提出的听障者无障碍交流平台不仅可以让普通人进入听障者的无声世界，还可以让听障者更全面地了解现今社会，增强听障者与普通人之间的沟通，实现无障碍交流。

1. 生活无障碍技术国外研究现状

美国华盛顿大学的工作人员研究并设计出了一种将手语工作转化为声音语言或文字语言的电子手套，这种手套可以帮助聋哑人自然方便地同普通人在日常工作和生活中进行无障碍交流。这种语言识别技术为在听障者的日常生活中建立无障碍的交流给予了极大的支撑。

2008 年，美国华盛顿大学研究人员开发出了能够让聋哑人通过手机用手语进行交流的软件，从而在美国首次实现了手机双向实时视频通信（徐超，2013）。传输手语视频信号需要较快的图像传送能力，可以体现国外对听障者的关注与技术支持，美国倡导使用各种辅助的外界手段来帮助听障者能像普通人一样打电话，这是一条让听障者活得轻松的路。因此对听障者生活无障碍技术研究是对听障者最大的支持，它可以让听障者无障碍地融入主流社会生活中。

日本是人口老龄化十分严重的国家，为此日本在满足老弱病残等弱势群体出行的无障碍环境建设方面投入了巨大的财力、物力，最终走在了世界前列。以日本东京为例，60%的地铁车辆、83%的地铁车站、82%的公交巴士车站完成了无障碍设施建设；48%的公交巴士是低地板公交车或安装了自动升降台。由此可见，无障碍环境建设在日本已得到深入发展并完善（宫晓东和高桥仪平，2018）。

2. 生活无障碍技术国内研究现状

听障者相对于视障者、肢体残障者等是一个特殊的群体，针对听障者无障碍特点所建立的工作和生活的环境，并不能像为视障者和肢体残障者建立起来的无障碍环境那样直观。例如，视障者和肢体残障者的无障碍环境多是像人行道当中的盲道、车站等公共场所的盲文标识、方便轮椅上下的辅助坡道、为残障人士专门设计的卫生间设备等。这些设备的特点就是硬件相对较多，软件相对较少。针对听障者对声音不能反馈或只能进行弱反馈的技术研究尚处于空白阶段，无法有效地解决听障者在日常生活中遇到的各种难题，可见对听障者生活无障碍技术的研究也是听障者所渴望的，是他们真正融入主流世界的钥匙之一。

1.4　本书主要研究内容及章节安排

第 0 篇为基础篇。

第 1 章为绪论，主要概述本书所涉及的研究内容和研究现状，同时简介本书其他章的主要内容。

第 1 篇为基于多模态人机交互的言语康复无障碍技术研究。

第 2 章介绍基于可视语音的言语康复无障碍方法研究，利用三维扫描仪采集人脸数据信息，提出基于参数驱动的三维会话头像的发音康复训练的新方法；建立三维会话头像模型，对面部、舌和腭部参数进行提取，建立三维可视语音库，通过提取语音库中的参数驱动三维会话头像对听障儿童进行发音训练；给出面部、舌部参数的提取方法，并详细介绍具体的实现方法，通过实验证明，该方法通过对比标准语音库中参数与训练者发音序列参数，能确定差异位置，给受训者提供直观的信息反馈，从而改善他们的发音质量。

第 3 章介绍基于不可视语音的多模态言语康复无障碍方法研究，在基于可视语音的言语康复无障碍方法研究基础上，论述不可视三维头像中人、舌、腭三维建模方法，包括基于生理结构的三维人舌建模、人舌肌肉模型的几何描述及对舌体模型控制；通过动态腭位仪采集舌部发音的动作，介绍电子腭位的原理及分区，并基于腭位功能分区，在 62 电极腭位参数描述的基础上，重新定义了 108 电极的腭位参数描述方法；采集正常人发音时腭位信息，建立面向听障儿童语训的动态腭位数据库，利用腭位参数进行统计分析，建立音素与腭位的对应样本；通过上述方法对听障儿童言语康复中基于动态腭位的人舌模型驱动方法进行研究。实验结果表明，不可视语音的多模态言语康复无障碍方法能够帮助听障儿童有效地进行言语康复训练。

第 4 章介绍基于多模态人机交互的言语康复呼吸训练无障碍技术研究，解决听障儿童在言语康复训练中的呼吸问题，论述传统的呼吸训练方法、PC 端和移动智能终端训练方法、流体力学训练方法、VR 沉浸式呼吸训练方法等多种呼吸训练方法；帮助其收集语训者的呼吸气流参数并使受训者掌握控制气息的正确方法，讨论面向听障儿童言语康复的多模态人机交互模型及技术，为帮助听障儿童正确呼吸，最终能正确言语提供基础，并为他们今后学习复杂的言语及生活、工作做好铺垫。

第 5 章介绍基于多模态人机交互的言语康复训练软硬件系统，通过对移动智能终端和 PC 端的听障者康复训练系统、基于移动智能终端的听障儿童言语康复训练系统、Kinect 和 Faceshift 技术与听障儿童语言康复训练系统的详尽叙述，对听障儿童言语康复训练软硬件系统加以分析。

第 6 章介绍面向言语康复的多模态人机交互模型，概述多模态人机交互相关概念，分别描述多模态交互信息输入过程、多模态交互信息融合和处理的方法、多模态交互信息反馈的形式。并且以面向言语康复训练的多模态人机交互模型为例，验证多模态人机交互在言语康复训练系统中的应用。

第 2 篇为基于多模态人机交互的听障学生融合教育无障碍支撑体系。

第 7 章介绍基于多模态人机交互的听障学生融合教育课堂无障碍体系研究，建立一套听障学生融合课堂辅助系统。该系统的目的是辅助改善听障学生在融合教育课堂中教师声音减弱、噪声干扰及学生无法准确采集教师的面部表情和唇形等弊端。听障学生融合教育课堂无障碍系统是集流媒体技术、文件存储技术、人脸识别技术、多线程技术于一身，在分析研究实时视频的基础上，重点研发的对于教师授课时唇形的捕获辅助听障学生学习的新方法。该系统如果能够得到推广使用，那么它不仅能为听障学生解决课堂学习难题，还能帮助我国的全纳教育事业，为我国的教育事业的发展做出巨大的贡献。

第 8 章介绍多模态听障学生融合无障碍在线教育系统研究，以已建成的多模态听障学生融合教育在线教育系统为例，说明多模态人机交互在听障学生融合无障碍在线教育体系中的具体实现技术和发展方向。该系统通过构建的多模态听障学生融合教育在线教育系统将融合教育资源通过在线教育的平台展现出来。

第 3 篇为基于多模态人机交互的听障者生活无障碍技术研究。

第 9 章介绍基于多模态人机交互的听障者生活无障碍系统，按应用原理，听障者生活辅助听觉装置可分为感官性装置、辅听性装置两种，在其基础上以听障者生活无障碍智能手环、听障人群生活无障碍增强耳机为例对感官性装置、辅听性装置进行概述。

第 10 章介绍基于多模态人机交互的听障者无障碍交流关键技术研究，采用人机交互、群智计算技术实现对听障者无障碍交流平台的研发，无障碍交流平台是以人为中心的网络，主要通过用户端和服务端进行视频通信，实现文字和图片的交互；采用数据手套和 Kinect 实现对音频、视频数据的采集，用户数据有本地存储和云存储两种方式，数据计算以人的理解能力及计算机的共同协作计算完成；最后完成系统的总体设计和平台搭建，通过测试内容能判断出系统的功能性全面并能正常使用。

参 考 文 献

俸文，2004. 多通道人机交互技术的研究[D]. 南京：南京理工大学.

宫晓东，高桥仪平，2018. 日本无障碍环境建设理念及推进机制分析[J]. 北京理工大学学报（社会科学版），

20（2）：168-172.

侯璞，2014. 基于低视力人群的文字设计[D]. 成都：西南交通大学.

扈莉，刘琼瑞，2017. 远程康复实践对我国听障儿童康复的启示[J]. 丝路视野（5）：93-93.

黄朝殿，陈辉，彭晓兰，等，2016. 实物交互在言语康复训练中的应用[J]. 计算机辅助设计与图形学学报，28（9）：1560-1570.

焦斐，2013. 面向听力言语障碍群体的产品情感化设计研究[D]. 天津：天津理工大学.

景峰，2007. 从无障碍走向通用设计[D]. 北京：中央美术学院.

林开仪，陈玉梅，2017. 台北市融合教育经验启示[J]. 现代特殊教育（17）：64-67.

刘晓千，燕楠，王岚，2013. 一种应用虚拟发音头像的普通话聋儿言语康复系统[J]. 集成技术，2（4）：68-73.

卢思羽，2016. 基于多模态人机交互的虚拟乐器演奏系统研发[D]. 武汉：华中师范大学.

马志芳，2018. 融合教育理念下的聋生"随班就读"[J]. 中外交流（31）：25.

彭霞光，2011. 中国全面推进随班就读工作面临的挑战和政策建议[J]. 中国特殊教育（11）：15-20.

邱卓英，李欣，李沁燚，等，2017. 中国残疾人康复需求与发展研究[J]. 中国康复理论与实践，23（8）：869-874.

田岚，王树峰，孙喜斌，2014. 美国听障儿童早期发现和干预体系及其实施[J]. 中国听力语言康复科学杂志（2）：90-94.

王辉，王雁，熊琪，2015. 瑞典融合教育发展的历史、经验与思考[J]. 中国特殊教育（6）：3-9.

王慧芳，朱思俞，张立安，等，2001.《聪聪学话》：多媒体聋儿语训系统[C]//中国人工智能学会计算机辅助教育专业委员会. 计算机与教育——全国计算机辅助教育学会第十届学术年会论文集. 大连：大连理工大学出版社：374-377.

徐超，2013. 基于 Android 的聋哑人通讯系统的设计[J]. 计算机光盘软件与应用，16（13）：268-269.

叶挺，2009. 基于任务分析的指挥空间多通道交互方法研究[D]. 长沙：国防科学技术大学.

周满生，2014. 关于"融合教育"的几点思考[J]. 教育研究（2）：151-153.

BÄLTER O, ENGWALL O, ÖSTER A M, et al., 2005. Wizard-of-Oz test of ARTUR: a computer-based speech training system with articulation correction[C]. Proceedings of the 7th international ACM SIGACCESS conference on computers and accessibility. Baltimore: ACM: 36-43.

DESTOMBES F, ELSENDOORN B A G, CONINX F F, et al., 1994. The development and application of the IBM speech viewer[J]. Journal of medical sciences(2): 187-196.

PASSIG D, EDEN S, ROSENBAUM V, 2008. The impact of virtual reality on parents' awareness of cognitive perceptions of a dyslectic child[J]. Education and information technologies, 13(4): 329-344.

第1篇　基于多模态人机交互的言语康复无障碍技术研究

第2章　基于可视语音的言语康复无障碍方法研究

可视语音是语音合成技术的一个重要分支，它是为了克服传统的语音合成技术的缺点而兴起的新型语音合成技术。近年来，许多学者认识到将三维可视语音应用于人机交互对听障者的语言矫治具有重要作用。

目前清华大学和 Intel 公司联合建立了大规模汉语普通话双模态语音库。该语音库录制了自然场景下的人讲话的音频、视频数据，其中录制系统包括一组摄像设备和录音设备，可以从不同角度和不同距离记录信息。双模态语音库可以实现语音和视频信息的重复播放，但不能给出内部发音器官的发音过程，这也是其不适合听障者言语发音康复训练的主要原因。新疆大学近年来在可视语音合成领域取得了一些关键的研究成果和研究方法，并根据可视语音合成机制的不同，从基于图像的方法和基于模型的方法两个角度，对情感可视语音合成技术进行了系统归类和阐述，分析对比了其各自的优缺点及性能差异，最后指出了合成具有情感表现力的可视语音应该重点考虑的一些问题，为可视语音合成的进一步研究指明了方向。

本章将人机交互领域中研究的可视语音思想应用于语音辅助系统，提出了基于参数驱动的三维会话头像的发音康复训练的新方法，解决听障儿童言语功能康复问题。建立了三维人脸模型，对面部、舌部和腭部参数进行提取；还建立了三维可视语音库，通过提取语音库中的参数，驱动三维人脸模型对聋而不哑的听障儿童进行发音训练，给出了面部、舌部参数的提取方法，并详细介绍了具体的实现方法。实验证明，该方法通过对比标准语音库中参数与受训者发音序列参数，能确定差异位置，为受训者提供直观的信息反馈，从而改善他们的发音质量。

2.1　基于三维扫描数据的三维可视语音人脸建模

以人类习惯的、比较自然的方式与计算机进行交流，使计算机能够主动地适应人的要求，正是人机交互研究所要达成的长远目标。为实现该目标，不仅需要有人脸建模与动画等算法方面的进步，还需要有硬件技术方面的发展（主要是计算机的计算能力、显示设备的显示技术和各种智能接口设备）。其中，人脸建模与动画仿真效果的呈现是人机交互系统中直接与用户沟通的视觉窗口，其重要性不言而喻。人脸建模的真实感是一个极具挑战性的课题。首先，人脸具有非常复杂的生理结构，一般可分为头骨、肌肉层、结缔组织层和外部皮肤层。人脸表情的产生是由面部多个肌肉群的协作变形引起的。其次，人脸的几何形状很复杂，特别是头发、嘴巴、耳朵、眼睛的几何形状很难用一个恰当的模型来表示，它们的几何数据也很难获得。人脸在运动时的几何变化更难以模拟。人脸的运动包括刚性的人脸姿态变化和非刚性的人脸器官与肌肉运动，这些由人脸的皮下肌肉和人脸皮肤的动力学特性决定的运动很难用模型来表示。最后，人脸的光照特性也很复杂。人脸的皮肤存在皮下散射和折射，眼睛的光照特性很难获得，人脸的几何形状及皱纹、胡子、眉毛和脸部细毛使人脸的光照特性显得非常复杂。

西南交通大学的米辉对一般模型进行了改进，添加唇部等部位的特征点，加入牙齿、舌头等三维模型以丰富三维人脸模型，提出了一种较小位移变化量的肌肉控制模型，并结合运动几何学模型构建三维人脸模型及符合汉语发音习惯的协同发音模型，介绍了语音合成技术的实现，中文可视音素的获取，语音与人脸动画的同步处理。三维可视语音人脸模型系统框架如图 2.1 所示。

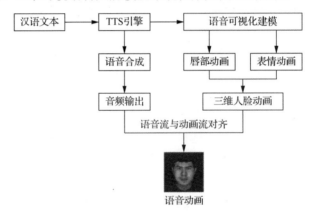

图 2.1　三维可视语音人脸模型系统框架

因此，真实感人脸建模和人脸动画是目前计算机图形学、计算机视觉领域的难题之一，同时也是包括生理学、心理学、物理学等多个领域的跨学科问题。三维会话头像模型是依靠三维模型模拟真实的、正常的发音过程的模型，因此建立高度自然、逼真的三维人脸模型是整个系统能够正常运行的前提与可靠保证。三维可视语音人脸建模就是通过采集一定的人脸信息来建立三维人脸模型的，目前的三维可视语音人脸建模主要有手工建模、特征建模、统计建模和扫描建模等方式。在对人脸建模的几种方法中，利用三维激光扫描仪获取的数据建模是已有方法中获取三维人脸几何模型最为快速、准确的途径。随着三维激光扫描设备性价比的不断提高，三维人脸数据的获取和处理能力不断提高，其在实际中的应用也越来越广泛。本章基于吉林省残疾人康复设备及技术科技创新中心的研发条件和设备，采用三维扫描数据的方法建立真实感的三维头像模型。

通过三维图形软件及三维激光扫描仪建立一个具有半透明发音器官的三维头像模型，并根据汉语发音特点选取驱动面部、唇部、舌部及腭部的参数点，利用腭电图仪（electropalatography，EPG）及三维动态捕捉系统收集语言康复中所需要的语素的标准参数值，同时建立标准汉语可视语音库，将收集到的参数录入数据库中，用参数驱动三维人脸模型对发音进行发音模拟。三维人脸模型生成过程如图 2.2 所示，应用逼真的三维效果可以充分指导听障儿童多个发音器官进行发音训练，让听障儿童循序渐进地进行音—词—句的发音练习，通过奖励和鼓励措施调动听障儿童对训练的兴趣。三维头像角度的不断变换可以使听障儿童从各个方向了解发音器官发音时的动作序列，能够缩短听障儿童发音训练所需时间，提高发音训练的效率。

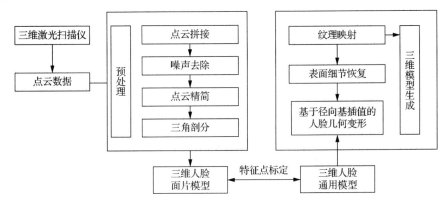

图 2.2　三维人脸模型生成过程

2.2　三维扫描数据获取及预处理

本节以人脸图像识别为例，研究了应用 3DSS 实现三维点云数据获取的方法，并对扫描过程中的关键步骤及注意事项做了详细介绍；探讨了使用专门的两个 CCD（charge coupled device，电荷耦合器件）对三维点云数据进行预处理的关键步骤，以及以 MPEG-4[①]为标准来对人脸特征点进行提取的基本方法；通过逆向工程将人脸模型的立体信息转换成计算机能直接处理的三维数字模型，最终得到较高精度的人脸数字模型。研究的目的在于缩短产品的研发周期、引进国外产品的关键技术，在吸收技术知识的基础上进行创新、改进，加快国外产品的国产化速度。

---

① MPEG，Moving Pictures Experts Group，即动态图像专家组。MPEG-4 标准由 MPEG 于 1999 年 2 月公布，于 2000 年正式成为国际标准。

2.2.1　三维激光扫描技术的基本原理

三维激光扫描技术，又称三维数字化技术，利用它可以对立体的实物进行三维扫描，迅速获得物体表面各采样点的三维空间坐标和色彩信息，得到物体的三维彩色数字模型。近年来，随着非接触测量技术的发展，复杂的人体外形数据可由三维激光扫描仪安全、方便地获取。三维激光扫描仪不但可以获取高精度的人体外形数据，还可以根据需求对数据进行处理，以满足人体动画对数据量等的要求。三维激光扫描仪测量系统的工作原理是利用光学三维扫描的快速及白光对人体无害的优点，在 1.2s 内对左右脸或头部进行多角度、多方位的瞬间扫描。脸型（头部）扫描系统通过计算机对两台或多台三维激光扫描仪进行联动控制快速扫描，系统获取的脸型（头部）点云数据包含了完整脸型（头部）的准确的三维信息（整体精度达到 0.3mm）。基于脸型（头部）点云数据（即点云数据模型）进行处理可生成完整的人脸网格模型（即面片模型）。

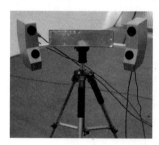

图 2.3　三维激光扫描仪

本节采用的三维激光扫描仪测量系统利用两台分辨率为 130 万像素的摄像机对被测物体同时拍摄，得到物体的数字图像。首先采用可见光将特定的光栅条纹投影到测量物体表面，利用两个 CCD 数码相机对干涉条纹进行拍照，利用光学拍照定位技术和光栅测量原理，经计算机图像处理后得到精确的空间坐标，从而获得复杂工作表面的完整点云数据，如图 2.3 所示。

2.2.2　人脸点云数据获取的采集环境设置

在利用点云数据进行三维人脸建模的过程中，数据采集是很重要的一个环节，它直接关系到最后创建出的三维人脸模型的质量。要想获得精确并且冗余度低的数据，我们必须减小在扫描过程中人为引入的误差。

根据人脸表面的特殊性，在采集数据之前需要对扫描仪的位置进行设定。扫描仪需要将光栅投影到面部区域，若两镜头所在直线与被测者垂直，则会在鼻子、下巴等部位形成阴影，造成数据无法读取。因此，测试者需要将水平放置的镜头臂垂直旋转，使被测试者的面部与扫描仪的距离保持在 1~1.2m；将两个镜头与地面垂直，使被测试者面部保持在两镜头中间位置，这样可以扫描到嘴唇上下部位，获得比较齐全的数据。同时测量环境的光线不能太亮，在光线足的方向放置遮光帘，以避免采集到外部环境的冗余点。

图 2.4 为课题研究所在的实验室及课题组成员。在测量过程中，面部要避

免头发和衣服等的遮挡。在进行人脸样本测量时，通过调节软件中的亮度、光圈和增益，使软件中所呈现的数据图像略显红色，此时可以达到很清晰的扫描效果。

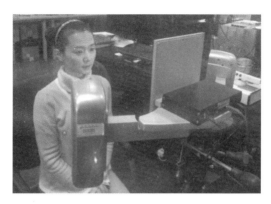

图 2.4　课题研究所在的实验室及课题组成员

扫描界面及结果如图 2.5 所示。

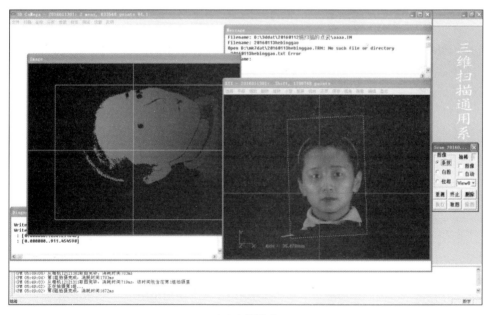

（a）扫描界面

图 2.5　扫描界面及结果

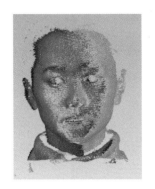
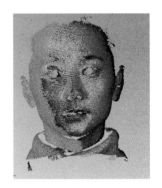

（b）左视角点云数据扫描结果　　　　　（c）右视角点云数据扫描结果

图 2.5（续）

2.3　三维点云数据预处理

在点云数据采集过程中需要在不同视角下对模型进行扫描。通常采集到的一片点云只能覆盖部分模型表面，为了得到模型表面完整的点云数据，可以利用点云模型的约束条件确定合适的坐标变换参数，将不同视角下的点云统一到一个坐标系下，进而获取模型表面完整的点云数据，即为点云配准问题。

同时，由于人脸表面的毛发吸收激光，三维激光扫描易受外部光线的影响，当暗室的条件不严格时，往往会在点云表面出现数据噪声的毛刺，直接扫描所得的点云数据会产生冗余点，严重影响曲面的重构效率。为了对高密度点云数据进行合理简化，在充分保持原始数据所反映的人脸生理特征的前提下，大幅度减少网格模型顶点数目，就必须对数据进行预处理，从而得到没有冗余的精简点云模型。数据的预处理包括多视点云数据配准、去噪、数据精简等内容。

针对以上问题，本章提出三维点云数据，即用各种三维信息采集设备（如 3DSS 结构光扫描仪）得到的数据，最初以非结构化的三维点的形式表示，即同一空间参考系下表达物体空间分布和表面特性的三维点集合。三维点云数据可以为三维人脸模型、三维城市规划等基本工作提供仿真和模拟数据。点云重建三维模型及相关的处理技术已有多年的研究历史并取得了大量的研究成果，但因为各个领域获取三维点云数据的技术各不相同，所以现在的点云处理技术在各种领域的应用中仍存在不足。许多研究人员一直从事各种关键技术的研究与改进，以提高三维点云数据的质量和处理速度。

本节分析了基于三维激光扫描数据进行三维重建的理论方法和应用现状，总结了地面三维及激光扫描对模型构建的关键技术（黄炎辉等，2011）。首先，对采集到的两片点云数据进行点云配准。其次，采用空间剖分与曲率相结合的方法进行非均匀点云数据精简，构造最大包围空间，对空间进行剖分，利用 kd-tree（k-dimensional 树的简称，是一种分割 k 维数据空间的数据结构）进行邻近域查找，构建微切平面，然后确定法向矢量，拟合曲面并进行局部曲率估算，设定曲率阈值，对于小于曲率阈值的点采用包围盒算法，对于大于曲率阈值的点采用曲率精简算法，保留必要点云特征信息，以提高保留的点云曲面特征的精确性。该方法在保留原曲面特征的同时可以获得较高的精简效率。最后，采用基于基本网格变形的三维人脸模型，即可得到具有真实感的三维人脸几何模型，且输出的几何模型简洁、规范，可以直接应用于听障儿童言语康复训练系统的三维模型驱动。

2.4　三维扫描数据与通用人脸模型的匹配

原始扫描的三维模型仅为空间中的一张连续曲面，缺乏可以张合的嘴部和眼部拓扑结构，要想在人脸动画中直接应用该模型，还需要将其与一个通用人脸模型进行匹配，然后对通用人脸模型进行变形处理，使其与扫描人脸模型相匹配。本节提出了一种新的基于扫描模型的三维人脸建模方法，在建立一个通用人脸模型的基础上，首先提取通用人脸模型与扫描模型的三维特征点对，利用 RBF（radial basis function，径向基函数）插值对通用人脸模型进行初始变形，使其基本形状与扫描模型近似；其次使用点到面映射，将通用模型的网格顶点移动到扫描模型表面，以恢复扫描模型的表面细节，同时根据顶点位移的结果重新计算出每个通用模型顶点的纹理坐标；最后将扫描模型的纹理映射到重建后的通用人脸模型。

本节的通用人脸模型如图 2.6 所示。该模型的嘴部和眼部均具有可张合的拓扑结构，并附带眼球、牙齿和舌头 3 个可独立运动的部件，结合皮肤表面的变形，可使通用人脸模型做出各种逼真的表情。

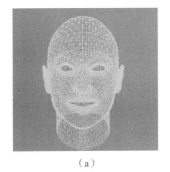
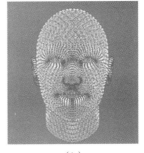

（a）　　　　　　　　　　　　　　（b）

图 2.6　通用人脸模型

2.4.1　人脸模型特征点提取

MPEG-4 用 84 个人脸定义参数（facial definition parameter，FDP）定义了中性人脸的几何形状，考虑到 FDP 主要是为人脸动画参数提供空间参考的，对于人脸建模过程中面部变形的部分细节没有进行描述，因此本节在 MPEG-4 的基础上将人脸特征点扩展为 149 个，并在通用人脸模型中选取相应的网格点作为特征点。通用人脸模型特征点与扫描模型特征点如图 2.7 所示。

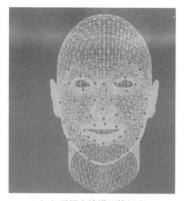
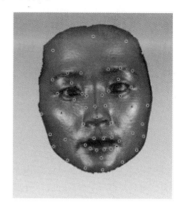

（a）通用人脸模型特征点　　　　　　　　　（b）扫描模型特征点

图 2.7　通用人脸模型特征点与扫描模型特征点

通过鼠标拾取，在扫描模型的网格顶点中选取对应特征点，进而可以直接获取特定人脸特征点的三维坐标。受遮挡和扫描角度限制，扫描模型中一般缺少背面（如头发等）区域。对这些缺失区域无法直接选取其特征点。对于三维人脸模型来说，这些区域不参与发音动作，因此，可通过人工估计的方式自定义。

2.4.2　人脸模型几何变形

在获得通用人脸模型与扫描模型的特征点后，以特征点为约束点对通用人脸模型进行 RBF 插值变形。记通用人脸模型的 n 个特征点为 $\boldsymbol{p}_i, i = 1, 2, \cdots, n$，扫描模型中对应的特征点为 $\boldsymbol{p}_i'$，计算出两个模型的特征点的位移 $\boldsymbol{u}_i = \boldsymbol{p}_i' - \boldsymbol{p}_i$。以网格顶点的三维坐标作为函数的嵌入空间，建立一个向量插值函数 $f(\boldsymbol{p}_i)$，使其对于任意一个特征点，均满足 $\boldsymbol{u}_i = f(\boldsymbol{p}_i)$。

求解插值函数 $f(\boldsymbol{p}_i)$ 的表达式，即可插值出通用人脸模型每个顶点的位移值，从而达到几何变形的效果。为保证插值后的网格表面光滑并使网格曲面能量最小，采用指数形式的 RBF 插值方法，具体表达式为

$$f(\boldsymbol{p}_i) = \sum_i c_i \varphi\left(\|\boldsymbol{p} - \boldsymbol{p}_i\|\right) + M\boldsymbol{p} + t \tag{2.1}$$

式中，$\varphi(\|\boldsymbol{p}-\boldsymbol{p}_i\|)$ 为基函数，在此使用指数形式 $\varphi(r) = \mathrm{e}^{-r/64}$；$c_i$、$M$ 和 t 均为插值系数。为了求解 c_i、M 和 t，联立如下方程：

$$f(\boldsymbol{p}_i) = \boldsymbol{u}_i, \quad i = 1, 2, \cdots, n \tag{2.2}$$

并加入约束条件：

$$\sum_i c_i = 0 \tag{2.3}$$

$$\sum_i c_i \boldsymbol{p}_i^{\mathrm{T}} = 0 \tag{2.4}$$

由式（2.2）～式（2.4）求得 $f(\boldsymbol{p}_i)$ 的解析表达式，进一步计算出通用人脸模型每个顶点的变形位移。图 2.8 显示了通用人脸模型经过 RBF 插值变形后的结果。

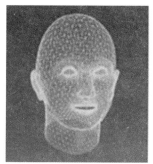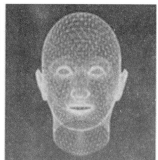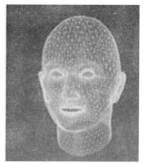

图 2.8　通用人脸模型经过 RBF 插值变形后的结果

2.4.3　人脸模型纹理映射

根据获取的通用人脸模型顶点与扫描模型网格的映射关系 (I, β, V^*)，可重新计算出顶点的纹理坐标。设通用人脸模型顶点的纹理坐标为 (u, v)，则 (u, v) 可由参数 (I, β, V^*) 按式（2.5）计算：

$$(u, v) = \beta_1(u_1^l, v_1^l) + \beta_2(u_2^l, v_2^l) + \beta_3(u_3^l, v_3^l) \tag{2.5}$$

式中，(u_1^l, v_1^l)、(u_2^l, v_2^l) 和 (u_3^l, v_3^l) 为三角形 I 每个顶点的纹理坐标。人脸模型的头发、脖子等外围区域没有建立顶点映射关系，因此将外围区域的顶点进行柱面投影，并手工处理纹理的边缘部分，以使外围区域有准确的纹理对应，结果如图 2.9 所示。

本节提出了一种由三维扫描数据重建人脸模型的方法：首先，对三维扫描的人脸模型进行处理；其次，使用一个带有完整结构的通用人脸模型适配扫描数据，先利用 RBF 插值对通用人脸模型进行初步变形，使其几何形状与扫描人脸模型近似，再使用点到面映射，将通用人脸模型的顶点移动至扫描模型表面，从而恢复出目标人脸的表面细节；最后，重新计算出重建模型的纹理坐标，以实现纹理映射。

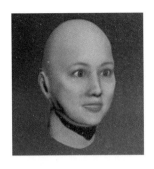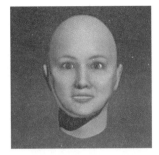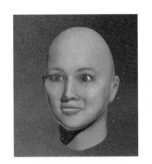

图 2.9　三维人脸模型的纹理映射

2.5　三维人脸动态特征提取

无论是三维游戏还是影视中的虚拟人物，他们精彩、逼真的动作都离不开大量的动画数据。动画的真实性与高效性来源于驱动数据的准确性及驱动算法的有效性。因此，真正实用的动画系统在数据的特征提取及驱动上往往需要花费很大的精力。事实上，数据采集已经在科学研究中占据了越来越重要的地位，传统的动画数据要依靠有经验的动画师制作，如早期的动画片。这种手工作坊式的动画数据生产方式不但费时费力，而且对制作者的要求很高。水平不够或经验不足的动画师制作的动画效果往往不能令人满意。为了提高效率，降低动画数据制作的门槛，科学家们研究了很多动画数据的自动采集途径和方法，用以驱动不同的动画系统，国内外学者在人脸特征提取及动画驱动方面取得了很多成果。这些驱动方法主要包括视频驱动、设备驱动、文本驱动、语音驱动等。

虽然国内外学者在人脸特征提取方面取得很多成果，但如何利用三维人脸模型来表达真实人脸的发音动作，将其直接应用于听障儿童言语康复训练系统仍存在一些问题。目前三维人脸动态的研究大多数是针对人脸表情（如喜、怒、哀、乐等）的，而没有针对发音过程，尤其是没有针对唇部发音动作的研究。

与其他方法相比，三维动作捕捉方法能够准确地反映真实人脸各个部分的细部动作。用动作捕捉数据来校正和驱动三维人脸模型，可以使人脸发音的动作更加真实。因此，本章采用基于标记点的三维人脸发音动作数据提取的方法。基于标记点的三维人脸运动数据提取的方法包括动作捕捉、动作映射和动作连接 3 个阶段。在动作捕捉阶段，收集正常说话人群发音时所对应的面部及唇部动作捕捉数据，将动作捕捉点定位到三维人脸多边形网格上。在动作映射阶段，根据输入的运动捕捉数据序列，移动唇部和面部下半区域的多边形点来匹配动作捕捉点，利用关键形状映射函数实现动作映射。与此同时，如果要提高人脸模型发音动作的精度，需要在传统 MPEG-4 的基础上进行标记点调整，研究针对发音器官的特征点标记方法，如在嘴部区域增加更多的标记点。因为本书主要针对唇部运动，所以采用分区方法解决，将体现发音动作的唇部作为主要研究区域，增加特征点，而对于眼睛、鼻子、额头等与发音相关性不大的区域，减少特征点，以满足实时性的要求。

2.5.1　系统框架

系统的基本框架与运行机制，如图 2.10 所示。

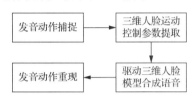

图 2.10　系统的基本框架与运行机制

该系统框架可分为 4 个部分，分别是数据采集、动作捕捉视频制作、运动数据匹配和 RBF 重构。

2.5.2　基于人脸运动捕捉技术的面部及唇部信息提取

人脸运动捕捉技术是运动捕捉领域的一个新兴分支，是运动捕捉技术在人脸表情动画方向的应用，目前大部分表情捕捉采用光学式运动捕捉设备。具体做法就是在真实人脸的关键部位设置标记点，由人脸运动捕捉的系统捕捉标记点的位置，被测者则根据需求做出各种发音动作及表情，人脸运动捕捉的系统将这些动作和表情捕捉记录下来，经过计算机处理后得到不同时间计量单位上不同标记点的空间坐标 (X, Y, Z)，即三维人脸运动参数。用这些动作或表情数据直接驱动动画形象模型的技术，是一种将真实人脸的运动参数运用于动作合成的技术。人脸运动捕捉技术能够实时记录和还原被测者面部运动，人脸运动捕捉数据驱动的三维人脸模型的真实性和高效性都得到了显著提高。

本节中系统共 6 台摄像机，包含 2 台 Eagle 数字动作捕捉镜头，4 台 Hawk 数字动作捕捉镜头。Hawk 数字动作捕捉镜头的精度为 0.185mm，在 640 像素×480 像素的模式下工作，频率可以达到 200fps。Eagle 数字动作捕捉镜头的精度为 0.083mm，采用了美国 Micron 公司的 MI.MV40 传感器，在 2 352 像素×1 728 像素的模式下工作，频率可以达到 200fps。在较小分辨率的情况下，采集频率可升至 10 000fps。

2.5.3　面向听障儿童言语康复训练的人脸特征点标记排布方式

开展人脸运动捕捉的第一步是进行运动数据的获取，即标记人脸特征点，之后对特征点的运动信息进行采集。目前，国际上对于人脸运动捕捉标记点的排布方式没有公认的标准，根据捕捉的目的和具体部位不同，标记点的个数、排布方式也不尽相同。

参照 MPEG-4 标准中的 FDP，MPEG-4 标准给出了面部各个器官区域特征点的具体数量及位置信息，从而通过这些定义的特征点来表达面部器官的主要信息，实现了以特征点方式对人脸轮廓、面部器官位置、形状的刻画。FDP 可以作为人脸建模领域特征点定义的理论依据，因而具有一定的理论基础和科研价值。

本节研究目的主要是利用人脸运动捕捉系统对听障儿童进行言语康复训练。该系统能够呈现正常人发音时面部及唇部的动作，因此在定义特征点时选取的脸部特征点不仅要体现面部的特征（最重要的是体现唇部特征），还要体现发音动作的真实感。同时，在定义标记点的过程中，如果人脸标记点的排布过于紧凑，那么就容易在人脸运动捕捉过程中造成数据缺失和噪声，增加数据处理的计算量及难度；如果人脸标记点的排布过于稀疏，那么它又会对动画重构的真实感带来影响。因此，本节从听障儿童言语康复训练的实际需要出发，研究针对听障儿童言语训练的面部特征点标记方法。人脸特征点标记依据 FDP，以及人发音过程中面部肌肉结构的运动特征。在运动捕捉过程中，人脸的肌肉结构对于发音运动捕捉十分必要，可以优化标记点的配置。此外，后期数据处理必须基于人脸生理运动原理构建相应的算法，人脸模型的真实感驱动也需要借鉴人脸生理的结构及运动原理。

本节人脸特征点标记依据 FDP 及人脸肌肉结构定义进行。在标记过程中，根据肌肉分区对 FDP 的特征点进行了增删，包括一些提取困难并且不包含运动信息的特征点（如头发轮廓点），以及位置关系太邻近的特征点。结合 MPEG-4 标准中对特征点的定义，给出本节面部特征点的分布。

本节所选的 17 个标记点有 16 个是 MPEG-4 标准中 FDP 定义的特征点，这些特征点主要集中在运动比较剧烈的部位，此外有 1 个标记点在额头的左边，目的是方便鉴别所采集三维数据的正方向（由于其他点是左右对称的，如果没有这个点，就容易与沿 Y 轴旋转 $180°$ 之后的状态混淆）。另外，将鼻尖的一个标记点作为不动的参考点，方便计算其他标记点的真实位移。

为了能在最优的标记点排布方式下，利用最少的标记点表征整个人脸的非刚性运动，同时也为了减少后续数据处理的难度，本节在图 2.11（a）标记点排布的基础上对特征点进行了调整，调整后的标记点排布如图 2.11（b）和（c）所示，其中图 2.11（b）为 51 个标记点的排布方式，图 2.11（c）为 44 个标记点的排布方式。相比于图 2.11（a）中的标记点排布，图 2.11（b）和（c）中的标记点排布针对局部人脸区域使用了更少的标记点。本节主要采用图 2.11（c）排布方式下的运动数据作为实验数据。

在图 2.11（c）所示的标记点排布模型中，唇部标记点的密度很小，无法完全表达出嘴唇动画的具体细节，因此研究人员添加了一些新的标记点，使嘴部模型能完整地响应肌肉控制。该模型还能保证准确地划定不同肌肉的影响范围和改变受影响的点的坐标位置。此外，本节主要考虑的是人在说话时的嘴唇形状和下颌的运动状态，而没有考虑一些嘴部表情肌（如提上唇肌）对嘴部模型的影响。实验捕捉数据及处理结果如图 2.12 所示。

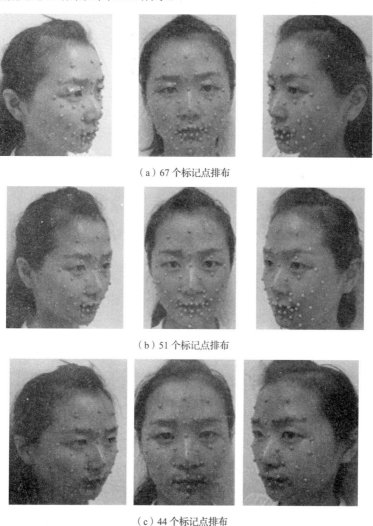

（a）67 个标记点排布

（b）51 个标记点排布

（c）44 个标记点排布

图 2.11　人脸特征点标记排布方式

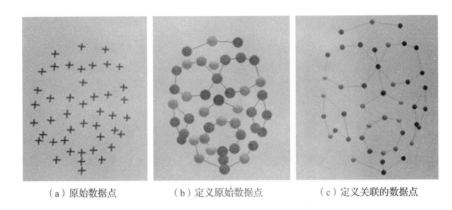

（a）原始数据点　　　　（b）定义原始数据点　　　　（c）定义关联的数据点

图 2.12　实验捕捉数据及处理结果

2.5.4　人脸模型驱动方法研究

首先，人脸模型驱动方法如下：利用 RBF 方法构建目标人脸标记点与首帧模板数据的交叉映射，基于该映射关系可以计算出目标人脸标记点的运动数据，并采用基于预计算的 RBF 插值方法驱动人脸模型。其次，对于非特征点，基于弹性变形原理，由特征点的位置计算非特征点的运动，对非特征点进行插值计算，将非特征点作为运动数据增强运动信息，提高嘴部动画的真实性。

1. 目标人脸特征点的驱动方法

在人脸动作捕捉过程中，设置在皮肤上的特征点生成的三维序列数据与人脸上的标记点的对应关系是没有先验关联的。因此，在运动重构过程中必然需要一个额外的过程来对这个关系进行确定，这种坐标标记点的关系确定问题可称为点模式匹配问题。本章采用 RBF 方法构建特征点与标记点的映射关系及数据生成。RBF 方法是被广泛用于人脸表情和皮肤模型动画的一种计算、插值和训练方法。基于 RBF 方法构建的交叉映射从数学上是源数据与目标数据的高阶非线性插值关系；从本质上是使用 RBF 训练方法构建的一个固定的神经网络，可以看作一个固定的几何拓扑映射模型。本章利用 RBF 方法构建交叉映射，对人脸标记点根据功能进行分区。

在人脸表情动画仿真过程中，如何通过稀疏的标记点运动信息驱动密集点几何模型产生真实、连续的运动是必须解决的问题。RBF 方法能够构建源数据与目标数据的空间训练和插值关系，利用这种关系，我们能够将源数据对应空间的任意点插值到目标数据空间。RBF 方法能够通过控制少数标记点的运动来调节多数标记点产生连续光滑的运动，因此广泛运用于人脸和皮肤模型变形及动画驱动。RBF 方法是一种全局训练和插值方法，网络中每个节点与任意其他节点都存在训练和插值关系，而对于人脸表情运动来说，并不是所有标记点都存在运动关联。针对功能分区情况，本节使用两个 RBF 对不同人脸分区进行驱动，进而生成表情动画，基于表情功能分区，根据生成的运动数据对人脸模型进行 RBF 重构。

本章采用 RBF 方法对人脸模型的标记点（包括增强标记点）进行训练，通过目标模型相应标记点的当前帧位置信息驱动模型产生表情动画和交叉映射使用的 RBF 方法不同。我们通过每一帧训练一个运动关系，将这个运动关系运用到目标模型，计算每一个顶点的运动。

2. 非特征点的插值拟合

人脸是一个复杂的模型，仅依靠特征点进行变形，还不足以模拟真实的人脸变形，三维人脸模型除了一些特征点之外，还应该带着非特征点做一定的运动，才能形成模拟正常发音轨迹的曲线。按照真实的人脸结构，面部肌肉是紧密联结的，三维人脸模型要产生各种表情，不能仅由特征点驱动得到。一个点的运动会牵扯其他几个点进行相关的运动，因此非特征点在表情动画的产生中也非常重要。本节根据当前目标人脸的运动数据计算非特征点的运动。

三维人脸模型上的表情是由特征点的运动带动的，但是并非脸上所有点都有局部的位移。只有特征点周围的点会受到影响，所以本节依据弹性模型的原理对具有局部位移的非特征点的移动进行了计算。2.4 节已经介绍过特征点的求解，本节重点介绍在特征点坐标和位移已知情况下非特征点的移动情况。

设某个特征点的坐标为 $P(x, y, z)$，经过空间变换后，其新坐标为 $P'(x', y', z')$，特征点 $P(x, y, z)$ 在 3 个方向的变换式为

$$\begin{cases} x' = x + a \\ y' = y + b \\ z' = z + c \end{cases} \tag{2.6}$$

式中，a 为特征点沿 X 轴方向的偏移量；b 为特征点沿 Y 轴方向的偏移量；c 为特征点沿 Z 轴方向的偏移量。设变换矩阵为 T，则式（2.6）的变换矩阵为

$$T = \begin{bmatrix} 1 & 0 & 0 & 0 \\ 0 & 1 & 0 & 0 \\ 0 & 0 & 1 & 0 \\ a & b & c & 1 \end{bmatrix}$$

则式（2.6）演变为式（2.7）

$$P'(x', y', z', 1) = P(x, y, z, 1) \times T \tag{2.7}$$

即 $P'(x', y', z') = P'(x + a, y + b, z + c)$。

假设对于某个特征轮廓，共有 n 个特征点，即 $P_i(x_i, y_i, z_i)$，其中 $1 \leqslant i \leqslant n$。

设每一个特征点对应的变换矩阵为

$$T = \begin{bmatrix} 1 & 0 & 0 & 0 \\ 0 & 1 & 0 & 0 \\ 0 & 0 & 1 & 0 \\ a_i & b_i & c_i & 1 \end{bmatrix}, \quad 1 \leqslant i \leqslant n$$

对 n 个特征点构造特征矩阵 Q：

$$Q = \begin{bmatrix} Q_1 & & & \\ & Q_2 & & \\ & & \ddots & \\ & & & Q_n \end{bmatrix}$$

设特征点在发生位移之后，得到的新特征矩阵为 Q'：

$$Q' = \begin{bmatrix} Q'_1 \\ Q'_2 \\ \vdots \\ Q'_n \end{bmatrix}$$

式中，Q'_i 为 $Q'_i(x'_i, y'_i, z'_i)$。对于特征矩阵得到的变换为

$$Q' = Q \times T = \begin{bmatrix} Q_1 & & & \\ & Q_2 & & \\ & & \ddots & \\ & & & Q_n \end{bmatrix} \begin{bmatrix} T_1 \\ T_2 \\ \vdots \\ T_n \end{bmatrix} \tag{2.8}$$

　　与特征点相对应，非特征点是位于特征点周围，其运动趋势受特征点影响的顶点。

　　将非特征点的运动趋势用指数函数曲线 $s = \lambda \mathrm{e}^{-x^2}$ 拟合，离特征点近的非特征点具有最强的运动趋势和最大的位移，随着距离的增大，非特征点的位移越来越小。设特征点 $P(x, y, z)$ 附近的非特征点为 $q(m, n, k)$，则两点之间的距离为

$$l = \sqrt{(x-m)^2 + (y-n)^2 + (z-k)^2} \tag{2.9}$$

当点 P 在 X, Y, Z 方向的偏移量分别为 a, b, c 时，设点 q 在 3 个方向的位移量分别为 a_q, b_q, c_q，则变换式为

$$\begin{cases} a_q = a\mathrm{e}^{-t^2} \\ b_q = b\mathrm{e}^{-t^2} \\ c_q = c\mathrm{e}^{-t^2} \end{cases} \tag{2.10}$$

　　设变换后的非特征点 $q(m, n, k)$ 变为 $q'(m', n', k')$，非特征点 q 的变换矩阵为

$$
\boldsymbol{T}_q = \begin{bmatrix} 1 & 0 & 0 & 0 \\ 0 & 1 & 0 & 0 \\ 0 & 0 & 1 & 0 \\ ae^{-t^2} & be^{-t^2} & ce^{-t^2} & 1 \end{bmatrix}
$$

则 q 的变换公式为

$$
q'(m',n',k',1) = q(m,n,k,1) \times \boldsymbol{T}_q \tag{2.11}
$$

3. 实验及结果分析

对三维人脸模型发音运动重构的真实感进行实验。算法实验平台为 VC++构建的程序系统,利用 OpenGL 构建三维图形环境,嵌入 Matrix<LIB 进行矩阵运算。程序运行及其配置:主机为华硕主板 Z97.pro WIFI(4 CPUS),最大内存容量为 32GB,固态硬盘容量 120GB;显卡芯片 Quadro K2000(核心/显存频率为 950MHz/4 000MHz),显存容量为 2 048MB。

实验针对 53 个特征点的排布方式,选取同一个被测者的"a""b""c""d""g" 5 个发音过程的运动捕捉数据序列,如图 2.13~图 2.17 所示,驱动三维人脸模型产生不同的发音动作。图 2.13~图 2.17 中的(a)~(d)4 幅图片,均为每个发音过程间隔 100ms 截取的关键帧。

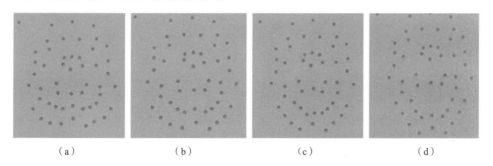

（a）　　　　　　（b）　　　　　　（c）　　　　　　（d）

图 2.13　发"a"音的运动捕捉数据序列

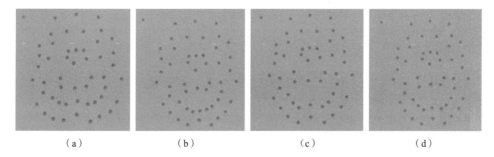

（a）　　　　　　（b）　　　　　　（c）　　　　　　（d）

图 2.14　发"b"音的运动捕捉数据序列

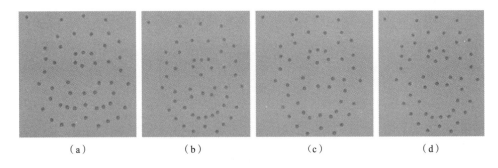

(a)　　　　　　(b)　　　　　　(c)　　　　　　(d)

图 2.15　发"c"音的运动捕捉数据序列

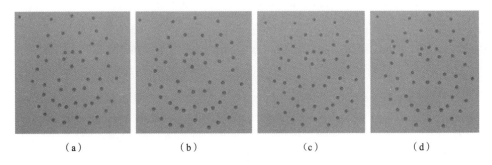

(a)　　　　　　(b)　　　　　　(c)　　　　　　(d)

图 2.16　发"d"音的运动捕捉数据序列

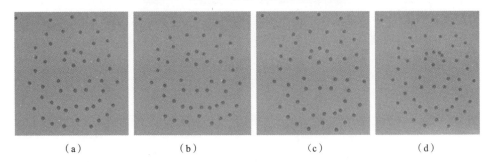

(a)　　　　　　(b)　　　　　　(c)　　　　　　(d)

图 2.17　发"g"音的运动捕捉数据序列

　　三维人脸模型驱动实验结果如图 2.18 和图 2.19 所示。其中图 2.18（a）～（f）为三维人脸模型发"a"音过程中每间隔 100ms 截取的 6 幅关键帧；图 2.19（a）～（f）为三维人脸模型发"o"音过程中每间隔 100ms 截取的 6 幅关键帧。图 2.18（a）和图 2.19（a）为起始帧，图 2.18（f）和图 2.19（f）为发音口型的最大帧。

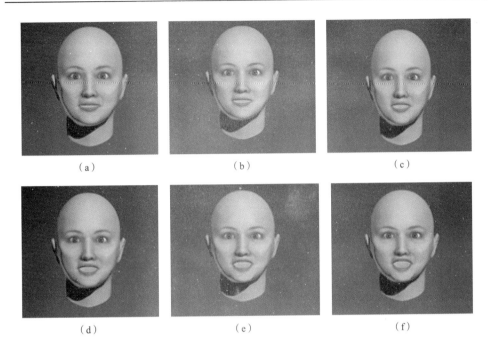

（a）　　　　　　　　　　（b）　　　　　　　　　　（c）

（d）　　　　　　　　　　（e）　　　　　　　　　　（f）

图 2.18　运动捕捉数据驱动下发音"a"三维人脸模型发音过程

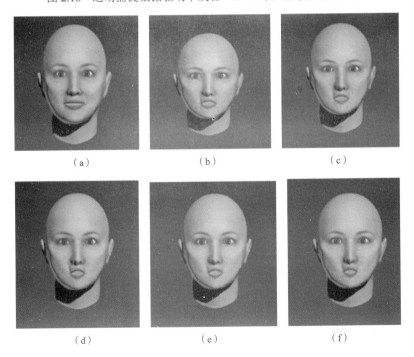

（a）　　　　　　　　　　（b）　　　　　　　　　　（c）

（d）　　　　　　　　　　（e）　　　　　　　　　　（f）

图 2.19　运动捕捉数据驱动下发音"o"三维人脸模型发音过程

本节所提及的方法能够有效地提取三维人脸模型的参数，并能准确地转换成标准发音序列，直观地指导听障儿童进行发音训练。可以看出，应用三维动态捕捉系统解决三维人脸模型的参数提取并应用于听障儿童言语康复问题具有实际意义，但还需在以下几个方面进行改进：三维人脸模型的参数获取和音频数据同步获取需要更精细；对内部发音器官的参数获取需要其他设备辅助；三维人脸模型的驱动需要更加逼真。我们下一步的实验任务是继续细化相关算法，进一步消除噪声污染，提高发音器官参数提取的准确率和模拟发音过程的逼真度。

2.6　基于汉语三维可视语音库的听障儿童发音康复方法

现存的平面动画发音康复系统与传统的一对一教学方法相比，优点主要集中在唇部信息及口腔切面信息的表述方面，以音频评估为主。通过音频反馈，说话人可以了解自己发音的正确性，但不能辨别出是哪些音位发生错误，不知如何进行改进和更正。这要求我们更加深入地了解在发音过程中各发音器官的动作序列，并能及时纠正错误的发音。

本节讨论应用三维可视语音技术对听障儿童学习发音过程进行实时监测、检测及评估的方法，并提出理论框架；提出将三维建模与可视语音技术相结合，建立基于参数驱动的三维唇动模型及适合听障儿童言语康复训练的三维汉语辅助发音可视语音库，并在三维人脸模型的基础上，结合语音识别和图像识别技术对发音进行校正，以达到帮助语言障碍者恢复发音功能，即达到语言矫治的目的。这项工作仍然处于非常初级的阶段，本节主要解决了理论上的困难，应用上还有后继具体优化工作。

2.6.1　汉语三维可视语音库建立

汉语三维可视语音库的建立过程（图 2.20）：首先，选择常用汉字作为汉语基本语料库，然后通过三维动态捕捉系统和 EPG，同步采集说话人的音频数据（自然连续语音）和视频数据（获取发音器官的动态变形数据），通过对连续发音的说话人进行正面和正交侧面的录像，以及采用 EPG 采集说话人的连续发音动作，获取说话人面部发音器官和舌腭部变形的数据。其次，确定控制各个发音器官运动特征点。最后，通过合成算法将同步数据参数存入三维可视语音库中。

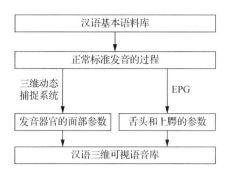

图 2.20　汉语三维可视语音库的建立过程

1. 基于常用汉字的语料选择

本节选择独立汉字作为语料的组成单元，汉语的发音特点和西方语言有很大的不同，汉语的单字的发音较短，都是带调音节，属于有调语言。语调对区分汉字的语义起到了很大的作用。汉语有调音节的数量为 1 254 个（仅考虑四声），无调音节的数量为 408 个。汉语中的同音字很多，而词由不同的汉字组成。汉语的每个发音中的辅音部分发音相对较短，且字间的连音程度不如英语那么强。我们选用中国科学院编写的 37 个基本音子作为数据库的第一部分，选择 40 位说话人（女性 25 人，男性 15 人），在一般的实验室条件下，每人的发音数据提取 3 遍。汉语语音数据库语料表如表 2.1 所示。

表 2.1　汉语语音数据库语料表

种类	语料							
一声语料	a1	fa1	gen1	chong1	ba1	biao1	duo1	jun1
	shua1	he2	xi1	yi1	zhuan1	hei1	xing1	
二声语料	de2	fo2	nong2	ji2	er2	ni2	she2	quan2
	pai2	shui2	liang2	yiao2	ren2	jue2	teng2	qiong2
	tu2	wang2						
三声语料	chi3	huo3	·zu3	jiu3	ya3	mou3	bi3	dong3
	ye3	zhao3	gu3	bin3	xie3	gai3		
四声语料	an4	ang4	mu4	men4	si4	tai4	bian4	qi4
	wo4	hui4	lu4	xin4	dian4	shan4	ku4	gan4
	di4	ying4	you4	zhe4	zhi4	zhi4	shun4	qian4
	zuo4	huai4	jing4	rao4	lang4			
轻声语料	zi	shi						

2. 面部发音器官的参数提取

在分析人脸固有生理结构特征的基础上，参照 MPEG-4 标准中定义的人脸特征点的位置与数量进行特征点标记。如图 2.21 所示，特征点标记主要依据 FDP

进行。研究人员在标记过程中根据具体情况对 FDP 的特征点进行了增删，包括：一些无法在人脸上标记的特征点（如牙齿、舌头及瞳孔等特征点），提取困难并且不包含运动信息的特征点（如头发轮廓点），位置关系太邻近的特征点，对 MPEG-4 标准没有定义但对表示人脸运动有很大作用的特征点。

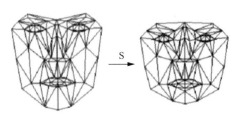

图 2.21　一般人脸网状模型

S 表示对网状模型的增删

（1）图像采集

三维动态捕捉系统以 20fps 的速率采集正面和侧面的运动人脸图像。为尽量避免正面人脸部分 FDP 特征点被遮挡，人脸的左右、上下运动幅度小于 5°。通过数据采集及视频处理后的人脸图像为两组 640 像素×480 像素、24 位的 BMP 图片序列。

（2）特征点校正

头部运动和面部的三维视角变化不可避免地导致某些帧的部分目标区域的遗漏，在整体上需要对图像序列利用运动的连续性，校正和增补特征点的位置。对每个单帧图像识别完成之后，可直接对取得的二维特征点区域质心坐标进行处理。另外，需要对在人脸运动的录制过程中发生的头部刚体运动进行校正，同样可直接对质心坐标进行处理。对遗漏的特征点位置的估计采用拉格朗日插值函数计算。

（3）人脸特征点确认

完成特征点的提取及校正后，可以得到对应于 MPEG-4 标准的未知属性的特征点及部分干扰点。这些点是一些由约 300 像素组成的区域，这些区域的大小、中心位置已知。现在要对这些区域进行确认，即判断图像中的特征点区域对应人脸的哪个特征点，同时要排除干扰区域。

（4）特征信息提取

拟采用一种人脸关键特征点信息的自动提取方法，该方法通过在图像预处理阶段采用选择式掩模平滑子和 Fisher 线性判别思想分别进行灰度图像的边缘检测和二值化处理，并结合边缘图像投影方法定位人脸区域，进一步根据人脸器官的分布规律定位面部主要器官的特征区域，在此基础上结合 Hough 变换、Susan 算子实现特征信息的自动提取。

3. 内部发音器官的建模及参数提取

对于外部的可见发音器官及面部，我们已经采用了三维动态捕捉技术进行数据采集；对于舌部，应用三维数据采集技术来收集建模数据；对于内部发声器官动态数据，应用 EPG 来采集数据。EPG 是以分析发音器官位置为主要功能的仪器。它通过在口内置入带有感受器的基托，使舌腭的接触位置在荧光屏上显示出来，通过视觉反馈进行语音训练。虽然这些方法单独使用也可以为听障儿童提供有用的信息，但是单独使用并不能提供完全清晰的三维数据，因此这些技术需要联合使用。

1）建立舌头软组织体运动（包括变形）的可计算模型，将组织体分为具有简单形状的有限元，用具有 8 个节点的六面体（不规则块）元素描述舌头。本节拟使用结构变形相对于一个参考结构来描述舌头的运动，即随时间变化的每个点位置相对参考结构到变形结构的映射关系构成组织体的运动和变形。舌内肌包括上纵肌、下纵肌、舌横肌及舌垂直肌，它们可以控制舌体自身的形变；舌外肌主要由两条对称的颏舌肌组成，它们可以控制舌体的整体运动，可以通过拍摄舌上、下方图和侧面图获取几何模型的可见部分的长度（l）、宽度（w）和厚度（h）等参数及舌体纹理，结合三维网格模型及纹理匹配建立舌体几何模型。

2）除了嘴唇外，可见部分长度最大的发音器官就是连接在下巴和牙齿上的下腭。下腭由刚性骨架构成，下腭运动的模拟可以用 6 个自由度来控制。它相对于头颅的位置可以用 3 个方向角（仰角、斜角、转角）和 3 个位置（水平、垂直、横向）来定义。本节下腭运动主要由 3 个自由度来控制，即斜角、垂直位置和水平位置。同时我们要找到无干扰检测技术，使对下腭运动的自动检测更为准确。

汉语三维可视语音库相当于一个虚拟汉语发音教师，它可以指导听障儿童对具体的音节或字（词、成语甚至句子）进行发音训练。在发音训练过程中，预计用户输入的是已知的文本信息，人脸的表面上可以做成（半）透明式以显示模型内部的结构。这种模型在语言学习的可视发音情况下是有特殊作用的。为了达到模拟发音过程时的高逼真度，参数可粗略分为两大类：一类是控制讲话的发音参数；另一类是用于控制非发音线索和情绪的参数。

2.6.2　基于汉语三维可视语音库的发音康复过程

基于汉语三维可视语音库的发音康复过程（图 2.22）：①建立汉语三维可视语音库；②利用观测器观测训练者的发音过程；③利用检测器比较训练者的发音与标准发音的差异；④生成差异集合，并逐步优化。其基本观点是将观测到的发音序列与系统预期行为标准发音参数序列进行比较，如产生差异则对其进行评价。

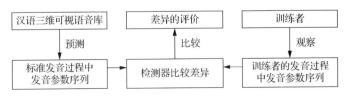

图 2.22　基于汉语三维可视语音库的发音康复过程

1. 建立汉语三维可视语音库

通过三维图形软件及三维激光扫描仪建立一个具有半透明发音器官三维头像模型，并根据汉语发音特点选取驱动面部、唇部、舌部及腭部（吴霄，2017；刘莎，2013；吴果强，2010）的参数点，利用 EPG 及三维动态捕捉系统收集言语康复训练过程中所需要的语素的标准参数值，同时建立标准汉语三维可视语音库，将收集的参数录入数据库中，用参数驱动三维会话头像对发音进行模拟。该模型逼真的三维效果可以充分指导听障儿童多个发音器官进行发音训练，让听障儿童循序渐进地从音、字到词、句进行发音练习，通过奖励和鼓励措施调动听障儿童训练的兴趣，三维会话头像角度的不断变换可以使听障儿童从各个方向了解发音器官发音时的动作序列，能够缩短听障儿童发音训练所需时间，提高发音训练的效率。

2. 利用观测器观测训练者的发音过程

通过三维动态捕捉系统、EPG 对受训者发音进行实时观测，观测主要特征点信息，提取特征参数。这些参数与模型库中参数一一对应。在面部和唇部计算机自动检测方面，受训者嘴唇的形状和颜色容易受到光照、位置等因素的影响。我们可以使用彩色图像，根据唇色的色度分离特性，建立自适应色度滤波器，使用自适应阈值来分割嘴唇的区域。综合运用人脸的几何结构及眼睛、唇的相对位置和彩色空间的可分离色度信息，可以通过自适应色度滤波器，得到彩色图像中唇部区域，并有效地分割出唇轮廓。分割后的嘴唇区域作为唇动模板的初始参数，就可以很好地完成唇动精确定位的任务。

3. 利用检测器比较训练者的发音与标准发音的差异

本节采用视频和音频双模态（马艳妮等，2009）评价信息，现有技术在语音识别方面已经取得丰硕成果，系统不仅能识别说话人的声音信息，还能通过视频三维动态捕捉系统及 EPG 将检测器提取的特征参数与标准库中的参数进行比较，找出差异。在这里我们面对的是无声音感知能力的听障儿童，所以在反馈信息上以视频反馈为主，指出差异位置，并能够给出比较序列。

4. 生成差异集合，并逐步优化

根据检测器检测的差异生成差异集合，通过检测器比较出的差异，用标准库中的序列与观测的训练者实际发音序列同时驱动三维会话头像，训练者就可以直观地了解自己发音错误的位置，并能直观地了解如何进行改进。

2.7　语音康复标准

言语功能是由呼吸、发声、构音和语音等模块决定的，每个系统都有反映其生理功能的参数，针对听障者所表现出的言语症状，进行相应参数的评估和测量可以获得准确客观的数据。

1. 呼吸功能评估

呼吸功能评估可以分为听障者主观自测和言语康复训练教师客观评估两个部分。听障者主观自测部分包括 8 个问题，要求听障者如实作答，但如果听障者年龄太小或不能理解问题，可以不进行此部分的测试。言语康复训练教师客观评估部分包括 3 个问题，分别是 s/z 比测量、最长声时 MPT 测量和最大数能力。其中s/z 比是指一个人在深吸气后，分别持续发"s"音和"z"音的英语发音，并求得两者最长发声时间的比值，其主要用于评估发声效率，以鉴别言语异常是发声系统的问题，还是构音系统的问题，是反映呼吸能力的指标（伍国永，2011）。

2. 发声功能评估

发声功能评估可以分成主观评估和客观评估两个部分。主观评估部分包括两个分项，分别是听障者自测和言语康复训练教师主观评估，其中听障者自测部分由 20 个问题组成，要求听障者如实作答，以此来评估其音质情况。客观评估部分包括 4 个分项，分别是言语基频、言语强度、音质的声学测量和电声门图测量，结合测量结果来检测发声功能是否存在异常。

3. 构音功能评估

构音功能评估可以分成主观评估和客观评估两个部分。主观评估部分主要是指对构音器官结构和运动功能的主观评估，主要反映构音器官结构和运动功能是否异常。客观评估部分包括两个分项，分别是口腔轮替运动速率的测量和构音运动功能的测量，其中，口腔轮替运动速率是指每 4s 能发出最多特定音节的总数，它是衡量言语清晰度的一个重要指标，在构音能力评估与训练方面有着十分重要的意义；构音运动功能的测量主要包括下颌距测量、舌距测量和舌域图测量。

4. 语音功能评估

当听障儿童言语时出现声母遗漏或错构等现象时，明确构音异常的问题所在及其类型，可以通过构音语音能力评估，来帮助言语康复训练教师全面地评估听障儿童的构音能力。语音功能评估系统由 50 个单音节词组成，这些词包含了 21 个声母、13 个韵母和 4 个声调，每一个词都有配套的图片，通过对 18 项音位对比、36 对最小音位对比和音位习得情况的分析，测评听障儿童声母音位习得能力与声母音位对比能力及构音清晰度（李治国，2002；宗文鹏等，2018）。

2.8 本 章 小 结

本章所提及的方法能有效地提取出三维的人脸和舌腭部参数，并能准确地转换成标准发音序列，直观地指导听障儿童进行发音训练。可以看出，应用三维可视语音技术解决语言发音矫治问题具有实际意义，但还需在以下几个方面进行改进：①三维人脸建模过程中面部、唇部、舌部等发音器官的合成需要更加仔细、逼真；②利用三维动态捕捉系统和 EPG 结合对发音进行评估，存在相互影响；③视频、音频反馈评估算法应能反映说话人的真实发音水平，且需在今后不断优化；④在评估说话人过程中还需要具体细化，在现有标准基础上列出评估的具体操作步骤；⑤在三维动态捕捉过程中会存在图像噪声，需要优化算法进行去噪。

参 考 文 献

黄炎辉，樊养余，董卫军，2011. 一种基于三维扫描数据的人脸建模方法[J]. 现代电子技术，34（21）：79-82.
李治国，2002. 一个全自动的基于 MPEG-4 的三维人脸动画实现方法[D]. 北京：中国科学院计算技术研究所.
刘莎，2013. 基于学习的人脸表情动画生成方法研究[D]. 成都：电子科技大学.
马艳妮，耿国华，周明全，等，2009. 脸部特征点的定位与提取方法[J]. 计算机工程与应用，45（18）：167-170.
吴果强，2010. 三维人脸重构与反求技术研究[D]. 南昌：南昌大学.
吴霄，2017. 三维点云数据的精简与拼接[D]. 苏州：苏州大学.
伍国永，2011. 姿态可变辐射虚拟人建模研究[D]. 合肥：合肥工业大学.
宗文鹏，李广云，李明磊，等，2018. 激光扫描匹配方法研究综述[J]. 中国光学，11（6）：914-930.

第3章 基于不可视语音的多模态言语康复无障碍方法研究

可视语音是指人们在语言交际中表现出来的面部动作。它可以在一定程度上传达人们想要表达的意思，帮助人们加深对说话人语言的理解。它包括面部和嘴唇的动作序列。可视语音是相对于（音频）语音而设定的概念，而不可视语音是相对于可视语音的一个概念，它是指人们在用言语交流时除去可视语音后参与发音的器官的动作。虽然从直观上人的肉眼无法直接看到这些发音器官，但它们对人理解和学习言语发音至关重要，因为没有这些看不到的发音器官的参与，人们就无法发出正确的声音。如果在发音过程中它们的动作不规范，那么人们所表达的言语信息就会不准确，甚至不能使人理解其表达的真正意义。舌腭是最重要的不可视发音器官，本章将以舌腭部作为主要不可视语音的研究对象。

3.1 不可视语音概念

听障儿童的多模态言语康复训练一般包括呼吸训练、舌部训练、唇部训练、鼻音训练、嗓音训练等。舌头是发音器官的一个重要组成部分，也是口腔器官中最灵活的部件。听障儿童长期不用舌头或者利用不全面，舌头运动幅度不大，导致舌肌僵硬，转动不灵活，使语言发展遇到障碍，说话时跟不上语言节拍，如有的字音发不出来，或是发音不准确。传统的舌部训练方式是教师针对听障儿童进行舌操训练。例如，安排时间组织听障儿童做舌操，如伸缩舌头、顶腮、翻转舌头等，期望锻炼孩子舌头伸缩及灵活性、柔软性、正确性。但是，这种训练方式往往比较枯燥、乏味，容易让孩子产生厌烦的情绪，从而失去训练的耐心。听障儿童的视觉感知能力往往低于普通儿童，因此本章基于可视化模型提出一种三维建模技术与传感器技术相结合的方法来帮助听障儿童进行舌部训练。该方法通过建立具有真实感的舌部在口腔中的运动模型来模拟正常人发音时舌部的运动状态，帮助听障儿童获取正确的发音位置和发音方式，从而引导听障儿童练习正确发音，克服目前听障儿童语言训练中舌部训练过程不可视的问题，从而提高听障儿童发音训练的效率和发音训练的准确度。智能化的人机交互是计算机发展的趋势，也是现今的研究热点。人机交互中因为增加了虚拟人物的设计，给人们带来了全新的感觉。虚拟人物丰富的面部表情，又为人们提供了更加有趣的交互体验。然而很多面部表情由于没有舌部的参与，虚拟人物的真实感受到了较大影响。此外，舌部作为发音运动的主要器官，对于虚拟人物发音的设计仿真也尤为重要。

在模拟发音教学、虚拟主持、发音舌位的可视化等研究中，舌部均发挥了重要作用。因此，建立具有真实感的舌部模型，并进行与模拟发音相关的研究尤为重要。

人的发音器官包括唇、齿、舌、硬腭、软腭等。发声时涉及口腔、下颌、牙齿及舌部等多个发声器官协同动作，舌是口腔中最灵活的发音部件，对参与语言表达、发音过程等方面的重要作用不言而喻。自 20 世纪 70 年代 Parke（1972）首先合成虚拟人脸模型以来，虚拟人脸的研究始终受到关注。Scott 等（2001）也提出网格参数模型，在一定程度上实现了人的舌体三维建模及一些运动控制，但某些运动驱动时计算量比较大。Zhang 等（2005）根据解剖学建立了皮肤-肌肉-头骨模型，但未建立舌部模型。Zhang 等（2006）利用层次化特征点划分来控制各几何区域的细微运动，较真实地表现出了表情细节，但因缺少舌部，在表现满足、惊讶等有舌部运动参与的表情时不够完全逼真。近年来，很多学者做了发音方式和发音位置等方面的研究，不同音节的发音，在嘴唇的样式、舌位的高低、下颌的张合等方面都有一种或多种的不同，这样构成了不同发音的模式。特别是有些发音从嘴的外部看，并没有明显的不同，主要区别在于舌位的不同，如 Wayland 和 Li（2005）做了视觉信息与语言感知之间关系的研究，发现"1"和"n"有相似的发音位置，在视觉上存在明显差异，通过这一视觉信息可以帮助人们提高对于英语辅音的正确感知率。在发音过程中，舌部的活动能与口腔许多部位构成阻碍，如阻挡气流，改变口腔共鸣器的形状，从而发出不同的声音。例如，舌尖与上齿龈或上齿背接触，能发出舌尖前音"t""n""l""s"等，舌根与软腭接触能发出"k""h""x"等，元音"i""y""a""o""u""e"等也与舌头的活动位置密切相关。可以这样说，没有舌头的活动来改变口腔共鸣器形状，人类就不能发出如此复杂的声音。在以往的表情动画研究过程中，相比于人脸动画，人舌模型在大多数现有的可视模型中并未建立，这也是在需要舌部参与的表情及运动时人脸动画缺乏真实感的原因之一。夏静宇等（2012）对听力正常儿童的发音方式和发音位置的研究发现，言语康复训练对于听障儿童有重要意义。张磊等（2012）也发现，发音的可视性差是造成学龄前聋儿发音困难的一个主要原因。Hardcastle 等（1991）把腭位数据的缩减方法分为 3 类：第一类是用电极接触的频率来捕捉发音时舌腭接触的位置；第二类是根据某个腭位参数在连续时间点上的变化来观察舌的运动过程；第三类就是把 EPG 的接触点数缩减为单一值，给接触模式的特征一个整体的描述。然而，这些工作因为没有系统地把舌部在发音中的模型可视化，对其研究结论的推广产生了较大的影响，由此可见舌部模型的可视化有重要意义。因此，许多学者致力于通过各种方法研究舌头在发音中的作用，并试图建立各种舌头模型来模拟舌头在发音中的运动（陈志翔，2010）。然而，舌头的建模与动画发展缓慢，其原因主要有两个方面：一方面，舌头位于口腔内部，我们不能实时看到它在语音同步动画中的运动，从而使研究人员忽略了舌头在发音过程中的重要性；另一方面，适合采集舌头数据的技术（如核磁共振成像、电磁发音记录、超声波成像技术）并不能很好地捕捉动作稠密的舌头的三维运动数据，因此，这也增加了合成舌头三维动画的难度（江辰等，2015）。舌部及嘴部是发音过程中贡献较大的关键区域，在具有真实感的三维人脸模型基础上辅以真实的人舌模型，将直接影响语音可视化的真实性及效果。由此可见，构建逼真的三维舌部模型，以及建立、控制和仿真人舌的运动，具有十分重要的意义（江辰等，2015）。因此，本章研究基于生理结构构建真实感的三维舌部模型，并建立模型参数。

3.2　人舌腭三维建模方法

许多学者致力于用各种方法研究舌部在发音中的作用，并尝试建立了各样的舌部模型来仿真发音中舌部的运动。用来进行动画合成的舌部模型可分为 3 种，分别是参数化模型、生理模型和统计模型，本章采用生理模型作为舌部建模方法。

舌部生理模型需要仿照真实舌头的解剖结构，并且模拟真实舌头的生理特性，控制其形变，驱动舌部模型运动。建立舌部生理模型的目的在于理解及建立舌部肌肉结构及模拟功能，并遵守生物力学限制定律，即体积守恒及组织变形定律。

Parke（1972）完成了首例舌部建模，他以舌部正中径向平面进行肌肉结构简化，并将每一个肌肉线单元定义为弹簧及阻尼器的集合单元。发音位置的改变是通过修正运动弹簧的刚度加以实现的。

Tricarico（1995）提出了具有建设性的舌部有限元建模方法，结合人体可视工程及解剖学，通过三维核磁共振获得的图像数据来得到三维肌肉形态。他采用准确的数学模型来模拟舌部运动状态及相应的变形量，确定了用于解决近似能量函数结构方案的非线性二阶微分方程。在准确约束元音发音的情况下，此模型能够计算舌部大位移变量，用拉格朗日乘子系统进行计算来模拟其不可压缩性。该类模型的控制参数具有生理意义，可以通过手工设置或根据样本逆向估计得到特定发音所对应的肌肉激励参数（江辰等，2015）。

语音生成是包括认知、生理和物理层面的一系列过程。参数模型在研究运动和声学等机制方面具有易于控制和快速计算的优点。合成舌头动画的准确性取决于模型是否可以调整控制参数，以逼近舌头的真实三维形状，而当前参数模型由于其参数设置简单，无法准确地反映舌头的变形特征。对于统计模型，合成舌头动画的范围也受到舌头的三维形状样本空间的影响（江辰等，2015）。

目前，对于通过统计模型建立的样本，获取三维舌部形状的技术有超声和核磁共振成像。由于牙齿的闭塞，超声波不能收集舌尖的形状，并且核磁共振成像技术需要志愿者长时间保持一定的发音，来执行静态舌部断层扫描数据的获取。这些三维数据采集技术具有一定的局限性。

考虑到发声器官的生物力学特性及相关的肌肉模型，本章重点研究发声器官的运动和控制规律，以及后期声音运动和声学特征之间的关系。因此，选择利用生理模型来构建三维舌部模型（宋婵，2013）。

3.2.1　基于生理结构的三维舌部建模

因为三维测量方法能够提供最多的舌部详细图像数据，而且无须考虑不利因素的影响，所以核磁共振成像技术被认为是建模的基础手段。虽然核磁共振成像技术在俯仰位置、人工维持及高振幅噪声影响等情况下测量发声状态具有明显的缺点，但其结果依然可以被研究者接受。人们可以使用由中国社会科学院语言研究所收集的普通话发音器官数据库进行三维舌部建模（江辰等，2015）。

对静止状态下的与舌部对应的核磁共振成像数据进行图像分割，舌部轮廓需通过人工方法使用贝塞尔曲线在每幅图像中提取。本章将整个舌部当成一个整体提取，没有进行肌肉部分的细分。

舌部轮廓提取采用基于有限元法 Delaunay 四面体网格算法，该算法获取 42 个舌部轮廓，同时进行舌部图像配准，经过处理可得到完整的三维舌部表面网格模型，最终完成舌部模型的三维重建，如图 3.1 所示。

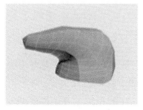
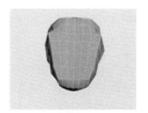

（a）舌部网格模型侧视图　　　　　（b）舌部网格模型俯视图

图 3.1　生成的三维舌部网格模型

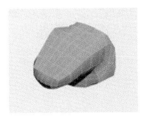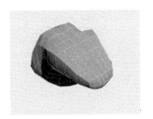

（c）舌部网格模型左侧图　　　　（d）舌部网格模型右侧图

图 3.1（续）

在三维舌部重建的过程中，人们需要对径向纤维层进行二进制平滑，以抑制局部变化。这种平滑手段的目的主要是达到可视化，以减少模型重构导致舌部变化的情况。在阐述数据变化时，研究者将其对模型稳定性的影响降到了 4%左右，如图 3.2 和图 3.3 所示。

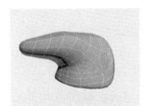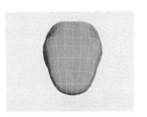

（a）平滑后舌部模型侧视图　　　　（b）平滑后舌部模型俯视图

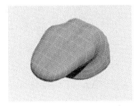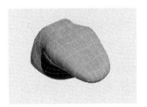

（c）平滑后舌部模型左侧图　　　　（d）平滑后舌部模型右侧图

图 3.2　平滑后三维舌部模型

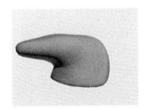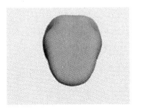

（a）舌部模型侧视图　　　　（b）舌部模型俯视图

图 3.3　三维舌部模型

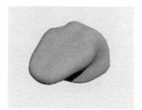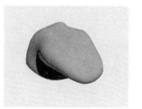

（c）舌部模型左侧图　　　　　　（d）舌部模型右侧图

图 3.3（续）

3.2.2　人舌肌肉模型的几何描述

构建三维舌部模型之后，我们还必须对三维舌部模型辅以实时参数控制，因此需要对三维舌部模型进行几何描述。人类舌头的主要部分可以用梯形体模型表示，舌尖逐渐收缩到一个点。本节运用肌肉几何形状和力学结构来建模，并且为每个单独的舌部肌肉创建虚拟发力轴。在实际中，我们通过人工设置直线段来表示虚拟发力轴。这些直线段穿过相应的肌肉所在的空间位置，并且与这些肌肉的纵向轴线保持一致（江辰等，2015）。图 3.4 为舌部几何模型，其中包括上纵肌 m_{uz}、下纵肌 m_{dz}、舌横肌 m_h 及垂直肌 m_c，以及一条颏舌肌 m_k。

建立舌体几何模型，长度为 L、宽度为 w、厚度为 h 等。根据舌头纵向肌肉的解剖结构和运动特征，当上纵肌收缩时，舌头卷起；类似地，当纵向肌肉收缩时，舌头向下滚动。图 3.5 是舌上纵肌、下纵肌改变的几何模型侧剖图。H 为舌厚度的一半，L 为舌体自然长度，ΔL 为上、下纵肌的收缩量，当上纵肌从静止、舌平放时的初始状态开始收缩 ΔL，下纵肌舒张相同的 ΔL 时，舌体上卷，形成一个以圆弧为主体的形状，半径为 r，角度为 2θ，形状改变方程为

$$\begin{cases} 2\theta(r-H) = L - \Delta L \\ 2\theta(r+H) = L + \Delta L \end{cases} \tag{3.1}$$

由式（3.1）初步得到改变后的结果：

$$\begin{cases} r = \dfrac{HL}{\Delta L} \\ \theta = \dfrac{\Delta L}{2H} \end{cases} \tag{3.2}$$

卷曲后剖面上任一点 $p(z_p, y_p)$ 的坐标为

$$\begin{cases} z_p' = r_p \sin \dfrac{2\theta z_p}{L} \\ y_p' = r - r_p \cos \dfrac{2\theta z_p}{L} \end{cases}$$

式中，$r_p = r - y_p$，为 p 点所在圆弧半径（陈志翔等，2008）。

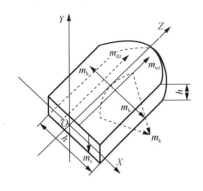
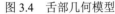

图 3.4　舌部几何模型

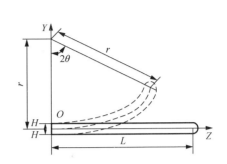

图 3.5　舌纵肌模型侧剖图

当舌头的垂直肌肉收缩时，舌头变得更薄更宽；当舌头的横向肌肉收缩时，舌头变得更厚更窄；当控制舌头横截面的形状时，舌部形状会发生变化，但可认为面积不变（图 3.6），L_1、ΔL_1 和 L_2、ΔL_2 分别为舌横肌和舌垂直肌的自然长度、收缩量，于是有

$$(L_1 - \Delta L_1)(L_2 - \Delta L_2) = L_1 L_2 \tag{3.3}$$

可知 ΔL_1 与 ΔL_2 有如下关系：

$$\Delta L_2 = \frac{L_2 \Delta L_1}{\Delta L_1 - L_1} \tag{3.4}$$

横截面上任一点 $p(x_p, y_p)$ 变形后的坐标为

$$\begin{cases} x'_p = x_p \left(1 - \dfrac{\Delta L_1}{L_1}\right) \\[3mm] y'_p = \dfrac{y_p L_1}{L_1 - \Delta L_1} \end{cases} \tag{3.5}$$

因此，我们可以通过控制舌垂直肌和舌横肌的变化量来控制舌头的增厚和变薄。

舌头的整体运动主要由颏舌肌控制。颏舌肌是一对对称的肌肉。图 3.7 是单侧颏舌肌的几何模型。颏舌肌是半径为 R 的扇形肌肉。单侧收缩可以使舌头向相反侧移动，并且可以实现舌头的左右运动。双侧可以同时收缩，舌尖可以向前和向下推动。设 A 点为舌尖点，B 点为舌根点，θ 是与 Y 轴所成的角，且 $\theta_A \leqslant \theta_P \leqslant \theta_B$，$\phi$ 是与 X 轴所成的角，且 $\phi_A < \phi_P < \phi_B$，ψ 是与 Z 轴所成的角。当颏舌肌向起点处收缩 ΔR，有

$$\begin{cases} \Delta X_A = K_X \Delta R \cos\phi_A \\ \Delta X_P = K_X \Delta R \cos\phi_P \\ \Delta X_B = K_X \Delta R \cos\phi_B \end{cases}, \begin{cases} \Delta Y_A = K_Y \Delta R \cos\theta_A \\ \Delta Y_P = K_Y \Delta R \cos\theta_P \\ \Delta Y_B = K_Y \Delta R \cos\theta_B \end{cases}, \begin{cases} \Delta Z_A = K_Z \Delta R \cos\psi_A \\ \Delta Z_P = K_Z \Delta R \cos\psi_P \\ \Delta Z_B = K_Z \Delta R \cos\psi_B \end{cases} \quad (3.6)$$

式中，K_X、K_Y、K_Z 为收缩系数。

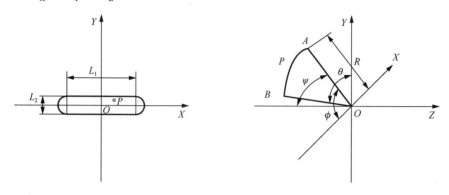

图 3.6 舌垂直肌与舌横肌的几何模型   图 3.7 单侧颏舌肌的几何模型

由模型可知：

1）$X_A > \Delta X_P > \Delta X_B$，相同收缩量下舌尖处沿 X 轴偏移大于舌根处，实现舌体左右移动。

2）$\Delta Y_A > \Delta Y_P > \Delta Y_B$，相同收缩量下舌尖处沿 Y 轴偏移大于舌根处，实现引舌向下。

3）Z 轴方向舌体为整体运动，取 $\Delta Z = \max\left(\Delta Z_i, i = A, P_1, \cdots, P_n, B\right)$。

根据舌的生理解剖结构可知，骨舌肌起自舌骨大角，从下颌舌骨深处一直延伸到舌底部，收缩时可以使舌部中线下陷，形成谷形。当舌部上抬，形成顶部较平坦的山脊时，同时配合舌尖向下弯曲，可以用来表示舌的第三种形态，以及后升高状态。

综上所述，通过舌纵肌、舌垂直肌、左颏舌肌、右颏舌肌、骨舌肌，一共 2 条舌内肌、3 条舌外肌共同控制舌体运动，即可初步实现舌在发单音节时的舌形表示。

3.2.3 舌部模型控制

舌部运动由舌外肌和舌内肌控制，舌部变形由舌头的肌肉控制，舌头的整体运动由舌外肌控制。舌部变形的主要特征是发生卷曲，主要是通过上纵肌和下纵肌发生收缩产生的，当上纵肌收缩时，下纵肌被迫舒张，舌自然上卷。

舌部控制实验结果如图 3.8～图 3.14 所示。

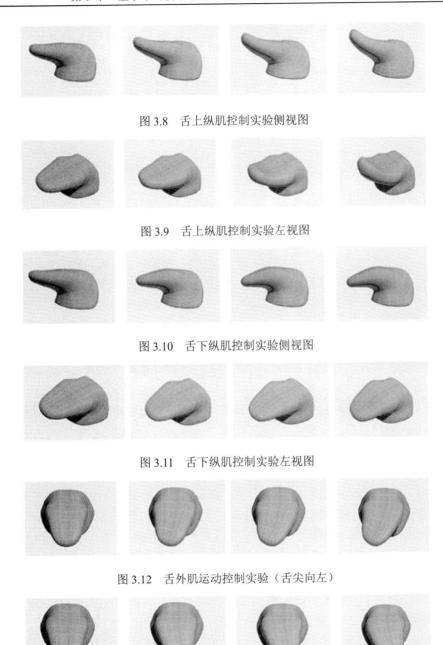

图 3.8　舌上纵肌控制实验侧视图

图 3.9　舌上纵肌控制实验左视图

图 3.10　舌下纵肌控制实验侧视图

图 3.11　舌下纵肌控制实验左视图

图 3.12　舌外肌运动控制实验（舌尖向左）

图 3.13　舌外肌运动控制实验（舌尖向右）

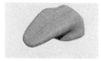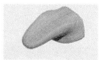

图 3.14　骨舌肌运动控制实验

3.3　基于动态腭位的舌部发音运动

本章基于可视化模型提出了一种面向听障儿童的无障碍舌部训练方法。该方法将三维舌部模型与 EPG 相结合，建立具有真实感的舌部在口腔中的运动模型来模拟正常人发音时舌部的运动状态，使听障儿童能够获取正确的发音位置和发音方式，从而引导听障儿童练习发音。该方法可以克服目前听障儿童在言语康复训练中舌部训练过程不可视的难题，进而提高听障儿童发音训练的效率，提高发音训练的准确度。

舌是重要的发音器官，为了更好地揭示舌位运动与语音信号之间的关系，控制舌来模拟正常人发音动作的动态模型，就需要提取真实可靠的舌部动态参数。人类在发音过程中，舌头运动引起的声道横截面形状的变化是声音产生和音调变化的重要原因。也就是说，舌头的上表面和上腭一起形成声道的形状，这是观察人的发音机制的关键。早期的 X 线照相和腭位照相揭示了辅音的静态发音部位和侧视图的动态口腔发音姿态，这为言语产生的生理研究奠定了基础，但这些生理设备只能对言语产生进行静态研究，无法记录发音的详细动态过程，而 EPG 的出现弥补了这一缺陷。言语矫治的最大困难是纠正发音错误。人体最活跃的发音器官是舌，舌尖、舌叶、舌根接触上腭的不同部位可以发出不同的辅音，而发音部位上的变化如何能够被感知，是一个难题（郑玉玲，2006）；发音的准确性是很难判断的，特别是对于开口度小于元音的辅音，而 EPG 在这个方面可以提供帮助。普通话有 21 个辅音，除去 "b" "p" "m" "f"，其余 17 个辅音都靠舌与上腭的接触（阻塞或阻碍）完成发音。EPG 的主要优势在于，可以在整个发音过程中呈现舌腭接触的模式，并实时显示舌头和上颌的接触位置和面积（李俭和郑玉玲，2006）。此外，语言校正为口语教学增添了视觉效果，使听障者可以看到发音位置与正确发音位置之间的差异，并积极纠正。因此，它已成为言语生成研究、言语教学和言语障碍患者言语康复训练的有力工具。用于采集舌腭接触数据的假腭是特制的，根据不同需要，每个假腭上的电极数不同，如有的有 62 个电极，有的有 96 个电极，还有的有 128 个电极。说话人在发音时，计算机监视器上将同步显示表示舌腭接触的动态图，研究者和说话人可以很清楚地看到舌腭接触的特征。对于言语矫正来说，动态舌腭接触图可以帮助说话人正确地发音；对于研究者来说，动态舌腭接触图提供了发音过程中舌腭接触的真实情况，为人们理解言语产生过程提供了宝贵的信息。发音过程中产生的动态舌腭接触图在时间上与语音波形同步，便于进一步对语音图谱和动态舌腭接触图进行对应研究（李俭和郑玉玲，2006）。

3.3.1　基于动态腭位的舌部数据采集

EPG 系统通常由带电极的基托、电子扩大器及转换系统、显示单元及永久记录设备组成。其厚 1~2mm，要求既不干扰正常发音，又有一定的强度。EPG 基托多是用丙烯酸材料制作成的，材料极薄（超薄电极厚度为 0.12~0.50mm，直径为 0.5~1.0mm）。紧紧地贴合在口腔上腭的牙齿和硬腭部位的人工假腭，上面配置了多个电极，舌头与这些电极接触时，接触部位的电路会接通，产生电流，形成信号并传入计算机，计算机将信号转换为数据后，使腭位图上对应的点发生变化，舌与上腭的接触位置及接触面积便一一对应地以图形的方式在语音声学分析软件的界面上显示出来。所以，EPG 能动态地反映言语产生时舌腭接触的变化情况。

语音动态腭位图主要有两个方面的应用：一是理论研究，它是言语产生基础理论研究的组成部分，可用于提取口腔对噪音声源的调音特性，从生理和声学两个角度分析语音信号。二是语音发音部位标准的研究，可用于言语矫治和语音教学。EPG 可以以图形方式显示语音正确的发音部位，即舌腭接触的位置和面积，同时显示患者的发音部位，经过图形比较，可以直观地看到听障儿童的发音部位与标准发音的部位区别，从而通过视觉反馈加以纠正，并逐步达到标准的发音位置（郑玉玲，2006）。108 个电极的分布具有足够高的空间分辨率，完全可以提供舌腭接触的真实信息。为此，本节试用 EPG 提取发音时腭接触数据，并统计发音过程中不同发音的舌位特征，以此设置发音控制的参数，训练舌部运动模型，来模拟正常的发音动作。

3.3.2　建立 EPG 对应音素的发音样本

研究发音样本时，首先需要了解语音的发音部位，具体来讲，可从发音部分和发音方法两个方面进行描述。发音时，声道在某个部位对气流形成阻碍，人的舌头通过某种方式克服了阻碍，由此发出该音（刘佳，2006）。其中，声道受到阻碍的地方叫作发音部位，声道构成阻碍、克服阻碍的方式（即哪种性质的阻碍）叫作发音方法（罗常培和王均，2002）。我国传统语音学家把汉语普通话辅音的阻碍分为 7 种（徐世荣，1999）：①双唇阻音，即上唇和下唇相互接触发出的辅音，

如 "b""p""m"；②齿唇阻音，即上唇和上齿靠拢发出的辅音，又叫唇齿阻，如 "f"；③舌尖前阻音，即舌尖向上门齿背接触发出的辅音，如 "d""t""n""l"；④舌尖中阻音，即舌尖和上齿龈接触形成阻碍发出的辅音，如 "z""c""s"；⑤舌尖后阻音，又叫舌尖后音，即舌尖翘起和硬腭前部形成阻碍，舌尖抵住或接近硬腭前部位发出的辅音，如 "zh""ch""sh""r"；⑥舌面阻音，又叫舌面前音，即舌面前部接触硬腭前部形成阻碍发出的辅音，如 "j""q""x"；⑦舌根阻音，又叫舌根音，即舌根抬起，接触或接近软腭，舌面后部和软腭形成阻碍发出的辅音，又叫舌面后阻，如 "g""k""h""ng"。

实验数据来源于吉林省残疾人康复设备及技术科技创新中心，根据语音学发音部位的研究，本节语音采集过程分为典型的舌尖音 "d""t""n""l"，舌尖中阻音 "z""c""s"，舌面音 "j""q""x"，以及舌根音 "g""k""h"，采样频率分别是语音信号 12.8kHz，EPG 信号 100Hz。依托吉林省残疾人康复设备及技术科技创新中心，录制了 3 位标准普通话说话人的动态腭位语音库，该语音库的发音词表共有 2 786 个音节。语音库的发音词表基本上概括了普通话语音系统全部可能出现的音节及多种语境，有单音节词、双音节词、语句等。制作了 132 张图谱，图谱涉及普通话有舌腭接触的 17 个辅音在双音节词中的声波、语图、实时舌腭接触面积 EPG 图形。采集了 132 个双音节词参数数据库，采集过程如下：每人发音 5 遍，以时间为单位截取一系列帧。语音波形和 15fps 连续腭位图显示，每帧间距有 10ms、20ms、30ms、40ms 可选，起始帧任选。

图 3.15～图 3.17 为健听儿童发标准音时信息采集及模型动作的情况。

1）图 3.15 为发舌尖音 "d" 时动态腭位数据的关键帧，每帧间隔为 100ms，图 3.15（a）为起始帧。其中，图 3.15（a）～（f）为每间隔 100ms 采集的动态腭位信号序列的关键帧。

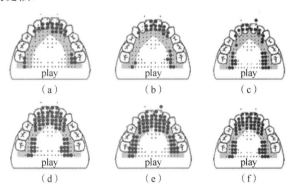

图 3.15　健听儿童发舌尖音 "d" 时动态腭位数据的关键帧

2）图 3.16 为发舌根音 "g" 时动态腭位数据的关键帧，每帧间隔为 100ms，参考帧为舌部未变形的起始帧。其中，图 3.16（a）～（f）为每间隔 100ms 采集的动态腭位序列关键帧。

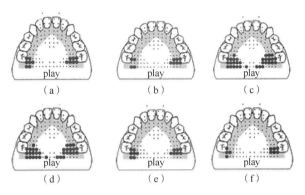

图 3.16　健听儿童发舌根音"g"时动态腭位数据的关键帧

3）图 3.17 为发舌面音"q"时动态腭位数据的关键帧，每帧间隔为 100ms，参考帧为舌部未变形的起始帧。其中，图 3.17（a）～（f）为每间隔 100ms 采集的动态腭位序列关键帧。

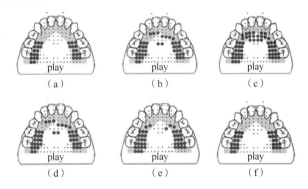

图 3.17　健听儿童发舌面音"q"时动态腭位数据的关键帧

3.4　听障儿童言语康复中基于动态腭位的人舌模型驱动方法研究

本节基于动态腭位的人舌模型驱动方法，采用 EPG 获取发音过程的腭位信号，基于腭位功能分区，改进了腭位参数描述方法。该方法将动态腭位采集的大量腭位数据进一步缩减，同时对腭位参数进行更为精细的描述，来体现动态腭位图上接触点的分布特征，从而精确反映发音时舌腭接触的细微变化。该方法建立了面向听障儿童言语康复训练的动态腭位数据库和音素与腭位的样本，采用 RBF 方法驱动舌部模型完成发音动作，使其模拟正常人发音舌部动作。通过实验对比，该舌部模型可以提高听障儿童言语康复训练效果，有效地解决了听障儿童言语康复训练过程中发音位置不正确的问题。

听障儿童因为疾病和药物导致听觉神经中枢异常、听力受损。缺乏有效的声音刺激导致听障儿童语音功能发展的障碍，影响儿童认知能力、思维能力和记忆能力的发展，进而影响他们情绪和智力的正常发展。听障儿童所说的话一般会令人难以理解，主要是因为他们的发音方式和发音位置不正确。大约 85% 的听障儿童有残余听力，只要及时补偿和重建听力，并进行科学的言语康复训练，大多数听障儿童可以掌握口语。

听障儿童言语康复训练主要采用言语康复训练教师指导发音，听障儿童进行模仿的方式。人在发音过程中内部发音器官是不可视的，听障儿童年龄较小，在看不见内部发音器官的情况下，很难根据言语康复训练教师的描述来理解和感知内部发音器官，如舌位的状态和变化过程。因此，利用传统语训方法达到理想的康复训练效果具有一定的难度。

3.4.1　面向听障儿童多模态言语康复的动态腭位样本数据库的建立

发音过程中舌尖、舌面、舌根接触上腭的不同部位发出不同的辅音，普通话有 21 个辅音，其中 17 个辅音由于舌与上腭的接触形成阻塞或阻碍从而发出声音。本章就是基于 EPG 采集发音时舌位与腭位的接触数据，建立发音时舌位与腭位映射关系，驱动舌部模型完成发音动作的。从而使听障儿童通过观察舌部模型的发音运动过程，逐步实现正确的发音位置训练。

实验过程及实验数据通过 3 位佩戴定制的电子腭托的测试者实现。数据采集过程：每人发音 5 遍，采样频率分别是语音信号 12.8kHz，EPG 信号 100Hz。语音波形和 15fps 连续腭位图显示，以时间为单位截取一系列帧，每帧间距有 20ms、40ms、60ms、100ms 可选，起始帧任选。采集内容为听障儿童言语康复训练初级词汇表。录制的题库的发音词表内容基本上涵盖听障儿童言语康复训练中出现的音素、单音节词、双音节词、语句等。实时采集舌腭接触的动态腭位图，建立了面向听障儿童言语康复的发音腭位数据库。图 3.18～图 3.20 分别为发舌尖音 "d"、舌根音 "g"、舌面音 "q" 时动态腭位数据的关键帧。图 3.18～图 3.20 这 3 组图中每幅帧图的样本间隔均为 100ms。

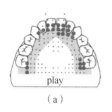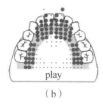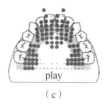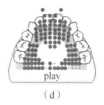

（a）　　　　　　（b）　　　　　　（c）　　　　　　（d）

图 3.18　听障儿童发舌尖音"d"时动态腭位数据的关键帧

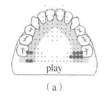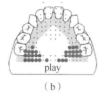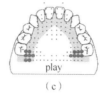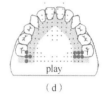

（a）　　　　　　（b）　　　　　　（c）　　　　　　（d）

图 3.19　听障儿童发舌根音"g"时动态腭位数据的关键帧

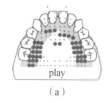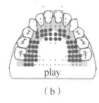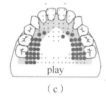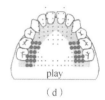

（a）　　　　　　（b）　　　　　　（c）　　　　　　（d）

图 3.20　听障儿童发舌面音"q"时动态腭位数据的关键帧

3.4.2　改进的腭位参数描述

本节在分析发音过程的基本特征和规律的基础上，参考 Fontdevila 指数的计算原理设计了一套适用于 108 点阵电子腭位图的接触指数，将对动态腭位采集的大量数据进一步缩减，并对腭位参数进行更为精细的描述。本节设计的指数能准确描述腭位图上接触点的分布特征并能精确反映发音时舌腭接触的细微变化。

108 点阵腭托上的电极分布特点和口腔上腭的形状特征相对应，每一帧腭位信号实际上是由 0 和 1 构成的矩阵。0 代表舌与腭无接触，1 代表舌与腭接触，所以舌腭接触面积比（ratio of contact area，RCA）就是"1"的个数占总电极的数量比例。

1）腭位信号的接触靠前性指数 P_{CA} 及其标准差 δ_{CA}。

腭位信号的接触靠前性（contact anteriority，CA）指数描述每一帧腭位信号舌与腭接触的靠前程度，数值范围为 0～1，P_{CA} 值接近"1"的程度代表舌与腭接触位置的靠前程度：

$$P_{CA} = \frac{\lg\left[\sum_{i=1}^{n} x_i\left(\frac{R_{15-i}}{R_{(15-i)t}}\right)+1\right]}{\lg(x_{14}+1)} \qquad (3.7)$$

$$x_i = \left(\sum_{k=0}^{i-1} x_k\right) R_{(15-i)t} + 1 \qquad (3.8)$$

$$x_0 = 0, \quad i = 1,2,3,\cdots,14$$

式中，$R_{15-i}/R_{(15-i)t}$ 代表第 $15-i$ 行接触到的腭位电极数/第 $15-i$ 行的总电极数，$R_{15-i}(i=1,2,3,\cdots,14)$，$R_{it}(R_{1t},R_{2t},\cdots,R_{14t})$ 依次等于 2、4、6、8、8、8、8、4、8、6、6、10、14、16。

其中：

在腭位信号的接触靠前性指数基础上，得到某一帧腭位信号到其余帧腭位信号的接触靠前性指数标准差：

$$\delta_{CA} = \sqrt{\frac{\sum_{i=1}^{n}(P_{CAi}-P_{CA})^2}{n-1}} \qquad (3.9)$$

2）腭位信号的接触靠后性指数 P_{CP} 及其标准差 δ_{CP}。

腭位信号的接触靠后性（contact posteriority，CP）指数描述每一帧腭位信号舌与腭接触的靠后程度，数值范围为 $0\sim1$，P_{CP} 值接近"1"的程度代表舌与腭接触位置的靠后程度：

$$P_{CP} = \frac{\lg\left[\sum_{i=1}^{n} x_i\left(\frac{R_i}{R_{it}}\right)+1\right]}{\lg(x_{14}+1)} \qquad (3.10)$$

其中：

$$x_i = \left(\sum_{k=0}^{i-1} x_k\right) R_{it} + 1 \qquad (3.11)$$

$$x_0 = 0, \quad i = 1,2,3,\cdots,14$$

在当前帧腭位信号的接触靠后性指数基础上，得到某一帧腭位信号到其余帧腭位信号的接触靠后性指数标准差：

$$\delta_{CP} = \sqrt{\frac{\sum_{i=1}^{n}(P_{CPi}-P_{CP})^2}{n-1}} \qquad (3.12)$$

3）腭位信号的接触趋中性指数 P_{CC} 及其标准差 δ_{CC}。

腭位信号的接触趋中性（contact centrality，CC）指数代表舌与腭接触的趋中程度，数值范围为 $0\sim1$，P_{CC} 值接近"1"的程度代表舌腭接触的趋中程度：

$$P_{\text{CC}} = \lg\left[\sum_{m=1}^{8} w_{m,(17-m)}\left(\frac{C_m + C_{17-m}}{C_{mt} + C_{(17-m)t}}\right) + 1\right] \Big/ \lg(y_8 + 1) \tag{3.13}$$

其中：

$$y_i = \sum_{m=1}^{8} w_{m,(17-m)} + 1 \tag{3.14}$$

式中，$C_m(m=1,2,3,\cdots,8)$ 为每列电极中舌与腭接触的电极数；$C_{mt}(m=1,2,3,\cdots,8)$ 为每列电极中电极总数；$w_{m,(17-m)}(m=1,2,3,\cdots,8)$ 为第 m 行、$17-m$ 行的接触权重系数。

在当前帧腭位信号的接触趋中性指数基础上，得到当前帧腭位信号到其他帧腭位信号的接触趋中性指数标准差：

$$\delta_{\text{CC}} = \sqrt{\frac{\sum_{i=1}^{n}(P_{\text{CC}i} - P_{\text{CC}})^2}{n-1}} \tag{3.15}$$

4）舌腭接触重心。

接触重心（contact center of gravity，COG）也是常用的腭位接触指数，这个参数主要是测量接触电极在假腭前后部位上的分布特征，接触重心越大，假腭前部的接触电极就越多，表明发音部位越靠前。计算公式如下：

$$\text{COG} = \frac{R_8 \times 0.5 + R_7 \times 1.5 + R_6 \times 2.5 + R_5 \times 3.5 + R_4 \times 4.5 + R_3 \times 5.5 + R_2 \times 6.5 + R_1 \times 7.5}{R_1 + R_2 + \cdots + R_8}$$

式中，$R_i(i=1,2,3,\cdots,8)$ 为每行电极的接触数目。

每一帧腭位信号的舌腭接触重心代表舌腭接触的重心位置，取值范围为 0～1：

$$\text{COG} = 1 - \frac{\left[\sum_{m=1}^{8}(m-0.5)\right]\left(\sum_{n=1}^{8} C_{m,n}, W_{m,n}\right)}{8\sum_{m=1}^{8}\left(\sum_{n=1}^{8} C_{m,n}, W_{m,n}\right)} \tag{3.16}$$

式中，$C_{m,n}$ 为 m 行、n 行的接触值，接触为 1，不接触为 0；$W_{m,n}$ 为 m 行、n 行的接触权重值，范围为 0～1。

5）成阻点宽度。

李英浩设计了成阻点宽度（MinW）和成阻点长度（MinL）两个参数，这两个参数主要是针对舌前擦音提出的（图 3.21）。成阻点宽度主要是齿龈区域中间列最窄行的电极个数；成阻点长度为齿龈区域最窄行的个数。两个参数用于衡量元音是否对擦音主发音器官的成阻动作产生影响，以

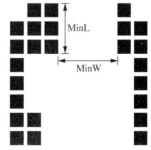

图 3.21　成阻点长度和成阻点宽度示意图

及用于区别擦音之间的成阻特征（李英浩，2011）。本章主要使用了成阻点宽度参数。

对本节中的动态腭位样本用设计的 P_{CA}、P_{CC} 和 P_{CP} 来分析，计算出接触指数 P_{CA} 和 P_{CC} 的值如表 3.1 所示。对建立面向听障儿童无障碍言语康复训练的动态腭位数据库的 3 个测试者的相同发音腭位按照上述方法进行相同的参数统计。结果如图 3.22 所示。其中 P_{CA1}、P_{CA2}、P_{CA3} 分别代表测试者 1、测试者 2、测试者 3 发音时舌腭接触的腭位接触靠前性指数，P_{CC1}、P_{CC2}、P_{CC3} 分别代表测试者 1、测试者 2、测试者 3 发音时舌腭接触的腭位接触趋中性指数，P_{CP1}、P_{CP2}、P_{CP3} 分别代表测试者 1、测试者 2、测试者 3 发音时舌腭接触的腭位接触靠后性指数。

表 3.1　发音时舌腭接触指数表

辅音	P_{CA1}	P_{CA2}	P_{CA3}	P_{CC1}	P_{CC2}	P_{CC3}	P_{CP1}	P_{CP2}	P_{CP3}
d	0.955 3	0.988 2	0.979 1	0.899 8	0.903 2	0.913 7	0.137 8	0.203 2	0.187 8
q	0.792 3	0.786 5	0.795 5	0.833 6	0.823 9	0.803 7	0.432 6	0.507 8	0.443 2
g	0.366 3	0.358 9	0.332 7	0.518 3	0.523 7	0.505 8	0.788 3	0.738 2	0.767 3
s	0.850 7	0.832 8	0.819 9	0.502 3	0.522 5	0.492 1	0.355 9	0.322 7	0.309 6

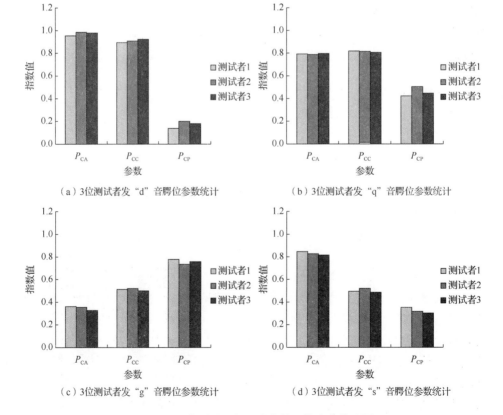

（a）3位测试者发"d"音腭位参数统计　　　　（b）3位测试者发"q"音腭位参数统计

（c）3位测试者发"g"音腭位参数统计　　　　（d）3位测试者发"s"音腭位参数统计

图 3.22　3 位测试者相同发音的腭位参数统计图

在上述分析过程中，不包含双唇音"b""p""m"，唇齿音"f"和舌根擦音"h"，这些音舌腭无接触点，对于舌腭无接触点的情况将在下一步研究工作中进一步讨论。

从图 3.22 中 3 个测试者发相同音的数据比较结果可以看出发音的相对位置，可知在发相同语音时，虽然存在个体差异，但是舌部与腭位的接触状态具有很高的相似度。通过比较，可知在普通话辅音的发音部位中，发音部位最靠前的是"d""t""n"，位于齿与前齿龈区，在舌腭接触充分时，甚至可以接触到前硬腭区，舌面高低受到前后音素的影响变化明显；其次是"z""c""s""l"，舌腭接触部位第二靠前，主要位于后齿龈区；再次是"j""q""x"，舌腭接触主要位于齿龈区及前硬腭区；然后是"zh""ch""sh""r"跨越齿龈区和前硬腭区，位于前硬腭区；最后是"g""k"，位于硬腭区之后的软腭区。这个排列顺序与传统语音学的描述一致，如表 3.2 所示。

表 3.2　传统语音学中普通话发音要领表

发音部位	对应的发音
上唇、下唇	b, p, m
上齿、下唇	f
舌尖、上齿背	z, c, s
舌尖、齿龈区	d, t, n, l
舌尖、前硬腭	zh, ch, sh, r
舌面、硬腭	j, q, x
舌根、软腭	g, k, h, ng

传统语音学描述中，将"d""t""n""l"称为舌尖前音，发音过程是舌尖向上门齿背接触发出；"z""c""s"称为舌尖中音，发音过程为舌尖和上齿龈接触以起到阻碍气流作用，发出声音；"zh""ch""sh"为舌尖后音，发音过程为舌尖翘起和硬腭前部形成阻碍发出，舌尖抵住或接近硬腭前部位；"j""q""x"为舌面音，发音时舌面前部接触硬腭前部形成阻碍；"g""k""h""ng"为舌根音，发音时舌根抬起接触或接近软腭，舌面后部和软腭形成阻碍发出。

因此，本节腭位参数的描述能够真实反映发音过程中舌与腭的接触状态，确定每个发音时舌与腭接触的位置，可以以此建立发音时舌体与腭接触的对应映射关系，驱动舌部模型。

3.4.3　参数设置

本章参照了 Williams（1990）的方法，在 EPG 的原始数据上提取了舌腭接触最大帧的腭位图，腭位图可以观察发音时的特征和舌腭接触状况。Hardcastle 等（1991）把腭位数据的缩减方法分为 3 类：一是用电极接触的频率来捕捉发音时舌腭接触的位置；二是根据某个腭位参数在连续时间点上的变化来观察舌的运动过程；三是把 EPG 的接触点数缩减为单一值，给接触模式的特征一个整体的描述。

1. 假腭功能分区

假腭功能分区是定义腭位参数的基础。腭位分区是根据舌头本身的生理结构和言语产生的规律把硬腭分成若干个和语音实践相关的区域。通常情况下，舌尖与齿龈区或齿龈后区进行接触，而不与硬腭区或者软腭区接触；舌体与硬腭或者软腭区域进行接触，而不与齿龈区接触。图 3.23 是根据 Hardcastle 的分法，根据发音部位的疏密划分电子假腭的功能分区，左侧部分将把电子假腭分为齿龈区（包括假腭前 3 排 22 个电极）、硬腭区（包括第 4～6 排的 24 个电极）和软腭区（包括第 7 排、第 8 排的 16 个电极）。右侧部分将电子假腭分为前腭区（包括前 4 排 30 个电极）和后腭区（包括后 4 排 32 个电极）。

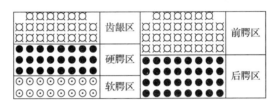

图 3.23　假腭功能分区

2. 假腭功能区域接触面积指数

假腭功能区域接触面积指数是根据实验的研究目的对假腭进行功能区域划分，然后计算各个功能区的接触面积（李英浩，2011）。计算方法是发音时某个功能区的电极接触个数与该区域总的电极个数的比值。

根据本节的研究目的，假腭功能区域接触面积指数主要包括：舌腭接触最大帧的接触总面积比（TC）、齿龈区域的接触面积（AC）、硬腭区域的接触面积（PC）、软腭区域接触面积（VC）、前腭部位的接触面积（ANT）、后腭部位的接触面积（POS）。各功能区域接触面积指数的计算方法：TC=舌腭接触的总电极数/62，TC表现的是某个音段的发音强度；AC=齿龈区域的接触电极数/22；PC=硬腭区域的接触电极数/24；VC=软腭区域的接触电极数/16；ANT=前 4 行接触电极数/30；POS=后 4 行接触电极数/32。这 6 个接触面积指数主要反映的是辅音发音部位的状况，单位都是 "%"（李英浩，2011）。

3. 接触电极分布指数

接触电极分布指数有接触靠前性指数、接触靠后性指数、接触趋中性指数（段燕华，2014）。接触靠前性指数主要反映的是舌腭接触时的趋前程度，同时也反映舌腭接触时收紧点的位置，接触靠前性指数的值越大，表明舌腭收紧点的位置越靠前，也就是舌体位置越靠前。接触靠后性指数主要反映舌腭接触的靠后程度，它的取值范围为 0～1，接触靠后性指数的值越大表示舌腭接触就越靠后。接触趋中性指数主要反映的是发音时舌腭收紧的程度，也就是舌体位置的高低，接触趋中性指数的值越大表明舌腭收紧的程度越大，即舌体位置越高。

因此，本章提出的腭位参数的描述方法，能够真实地反映发音过程中舌与腭的接触状态，确定每个发音时舌与腭位接触的位置，可以基于此建立发音时舌体与腭接触的映射关系，驱动舌部模型。

3.4.4　舌部模型驱动动作合成

本章结合舌部模型驱动技术的方案设计与发音过程中动作的合成方法对整个驱动动作的合成进行研究。

1. 舌部模型驱动技术方案

舌部模型驱动技术方案，将舌部模型的肌肉控制参数与采集的腭位样本数据利用神经网络进行模型训练，从而得到对应发音的舌部模型的运动控制参数。将这些参数进行仿真，得到了舌部轮廓模型，建立了发音音素与舌部中矢状面的轮廓的样本对。在发音训练过程中，从发音库中选择要进行训练的语音，将生成的舌部轮廓样本输入三维舌部模型，即生成舌部动画。

2. 舌部模型发音动作的合成

（1）基于 RBF 的腭位样本与舌部轮廓模型转换训练

对采集到的腭位样本与舌部模型进行训练，本章采用 RBF 神经网络来拟合从腭位样本到舌部轮廓的转换关系。腭位样本中 3 个参数值 $\{P_{CA}, P_{CC}, P_{CP}\}$ 与舌部模型的 8 条肌肉参数进行组合，得到参数样本向量 X，肌肉参数样本是一个 8 维向量 $\{X_1, X_2, \cdots, X_8\}$，在舌部轮廓均匀选取 26 个点，则其向量为 $T(y_1, z_1, y_2, z_2, \cdots, y_{26}, z_{26})$。将参数样本向量 X 作为输入，舌部模型轮廓 T 作为输出，建立肌肉参数样本与舌部模型轮廓的映射关系：

$$T_{\mathrm{RBF}}(X) = \sum_{j=1}^{n} w_j \varphi(X) + H \qquad (3.17)$$

式中，w_j 为输出层的权值矩阵，H 为偏移向量。RBF 的 $\varphi(X)$ 取高斯函数：

$$\varphi(X) = \exp\left(-\frac{\left(\|X - X_j\|\right)^2}{2\sigma^2}\right) \qquad (3.18)$$

式中，X_j 为中间层的权值矩阵；$\|X - X_j\|$ 为输入的参数样本向量 X 与 X_j 的距离；σ 为 RBF 的扩展常数。

选取舌部模型随机生成的 500 个参数样本 $X_1, X_2, \cdots, X_{500}$，相对应的 500 个舌部轮廓样本 $T_1, T_2, \cdots, T_{500}$ 与利用 $T_{RBF}(X)$ 得到的舌部轮廓 $T_{RBF1}, T_{RBF2}, \cdots, T_{RBF500}$ 样本进行比较，验证该 RBF 神经网络对肌肉参数样本与舌部模型轮廓的拟合度，计算 T_{RBFi} 与对应 T_i 的误差 ε_i：

$$\varepsilon_i = \frac{1}{2i} \sqrt{\sum_{m=1}^{i} (\varepsilon_{my}^2 + \varepsilon_{mz}^2)} \qquad (3.19)$$

式中，i 为第 m 个合成结果中舌头运动的帧数；ε_i 为对（$1 \sim i$ 帧）所有帧中的坐标求误差平方和的均值（江辰等，2015）。

（2）舌部运动参数估计

利用 RBF 神经网络 $T_{RBF}(X)$，能够实现从舌部目标轮廓 T 估计出肌肉参数 X。肌肉参数 X 估算过程可用最优化过程来描述，即

$$\underset{X \in \Omega}{\arg\min} \left\| T_{RBF}(X) - T \right\| \qquad (3.20)$$

式中，Ω 为肌肉参数 X 的约束空间[0,1]，从而得到舌部运动状态与肌肉参数的最优映射关系。

在实验过程中发现，舌部轮廓与肌肉参数之间的对应关系不唯一，也就是说，舌部肌肉参数的不同组合会产生相似的舌部轮廓形状。对于单独某一帧的腭位所得到的肌肉参数不能完全确定即是该帧舌部轮廓的真实参数。为了避免这种情况，利用发音过程中舌部模型的动态序列帧，将前一帧的舌部轮廓作为当前帧模型运动的初值，这样能够得到发音过程中全部关键帧的舌部轮廓最优解，从而获得发音的肌肉参数序列。

3.4.5　实验及结果分析

第一组音为舌尖音（"d" "t" "n" "l"），第二组音为舌根音（"g" "k" "h"），第三组音为舌面音（"j" "q" "x"）。

采集过程中 EPG 的信号采样频率为 100Hz，语音信号采样频率为 1 600Hz，图 3.24～图 3.29 为正常发音时腭位信息采集及模型动作的情况。

1）图 3.24 为发舌尖音 "d" 时采集的动态腭位样本变化帧图，图 3.24（a）为起始帧，其中图 3.24（a）～（f）每帧间隔为 100ms。图 3.25 为发舌尖音 "d" 时与腭位样本数据帧图相对应的舌部模型运动帧图，其中图 3.25（a）～（f）每帧间隔为 100ms。

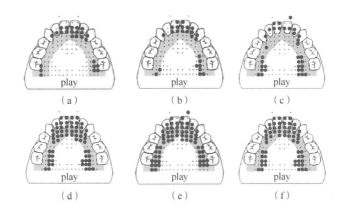

图 3.24　正常发舌尖音"d"时采集的动态腭位样本变化帧图

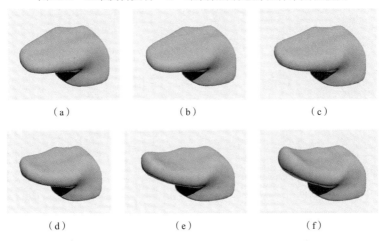

图 3.25　正常发舌尖音"d"时舌部模型运动帧图

2）图 3.26 为发舌根音"g"时采集的动态腭位样本变化帧图，图 3.26（a）为舌部刚开始变形的起始帧，其中图 3.26（a）～（f）每帧间隔为 100ms。图 3.27 为发舌根音"g"时，与腭位样本数据帧图相对应的舌部模型运动帧图，其中图 3.27（a）～（f）每帧间隔为 100ms。

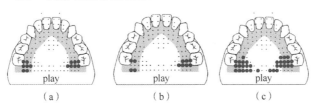

图 3.26　正常发舌根音"g"时采集的动态腭位样本变化帧图

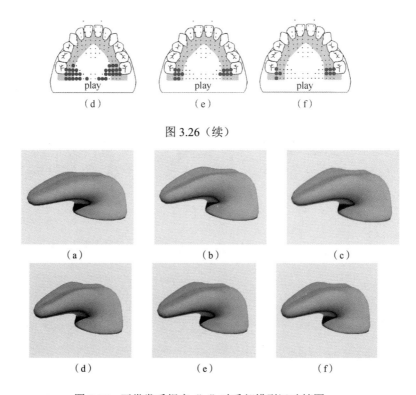

（d）　　　　　　　（e）　　　　　　　（f）

图 3.26（续）

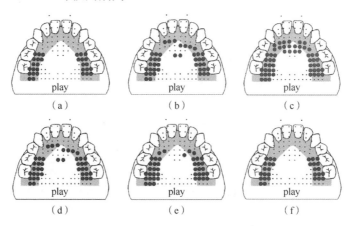

（a）　　　　　　　（b）　　　　　　　（c）

（d）　　　　　　　（e）　　　　　　　（f）

图 3.27　正常发舌根音"g"时舌部模型运动帧图

3）图 3.28 为发舌面音"q"时采集的动态腭位样本变化帧图，图 3.28（a）为舌部刚开始变形的起始帧，其中图 3.28（a）～（f）每帧间隔为 100ms。图 3.29 为发舌面音"q"时与腭位样本数据帧图相对应的舌部模型运动帧图，其中图 3.29（a）～（f）每帧间隔为 100ms。

（a）　　　　　　　（b）　　　　　　　（c）

（d）　　　　　　　（e）　　　　　　　（f）

图 3.28　正常发舌面音"q"时采集的动态腭位样本变化帧图

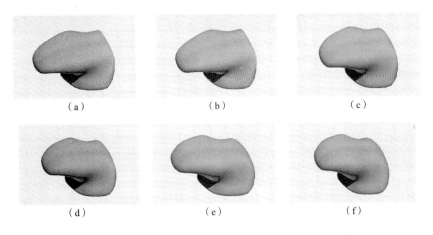

（a）　　　　　　　　　　（b）　　　　　　　　　　（c）

（d）　　　　　　　　　　（e）　　　　　　　　　　（f）

图 3.29　正常发舌面音"q"时舌部模型运动帧图

3.5　本　章　小　结

由于动态腭位技术可以实时采集发音过程中舌与腭接触位置，本章将其应用到听障者多模态言语无障碍康复训练中，解决听障儿童发音过程中发音位置和发音方式不正确的问题。基于 EPG 的工作原理及腭位功能分区，在传统腭位参数描述的基础上，本章提出了新的腭位参数描述方法。该方法将动态腭位仪采集的大量腭位数据进一步缩减，并对腭位参数进行更为精细的描述。它可以准确地描述腭位图上接触点的分布特征，准确反映发音过程中舌腭接触的微妙变化。

通过采集普通人发音时腭位信息，本章建立了面向听障儿童言语康复训练的动态腭位数据库，利用腭位参数进行统计分析，建立了音素与腭位的对应样本，采用 BRF 的方法驱动舌部模型完成发音动作，使其模拟普通人发音舌部动作。通过实验对比，该舌部模型可以提高听障儿童多模态言语康复无障碍训练效果。

参 考 文 献

陈志翔，2010. 虚拟人舌运动与嘴部表情的研究[D]. 合肥：中国科学技术大学.

陈志翔，程义民，曾丹，等，2008. 人舌及嘴部的 3D 控制模[J]. 中国科学院研究生院学报，25（3）：372-378.

段燕华，2014. 基于 EPG 的汉语普通话舌面前音腭位研究[J]. 河南科技（8）：259-260.

江辰，於俊，罗常伟，等，2015. 基于生理舌头模型的语音可视化系统[J]. 中国图象图形学报，20（9）：1237-1246.

李俭，郑玉玲，2006. 汉语普通话辅音的发音变化：基于 EPG 的实证分析[J]. 浙江工商大学学报（5）：35-40.

李英浩，2011. 普通话舌尖前擦音的动态发音过程及其声学分析[J]. 安庆师范学院学报（社会科学版），30（3）：84-88.

刘佳，2006. 汉语普通话辅音发音部位：基于 EPG 的研究[D]. 杭州：浙江大学.

罗常培，王均，2002. 普通语音学纲要[M]. 北京：商务印书馆.

宋婵，2013. 人体发声过程中的三维声道几何建模[D]. 天津：天津大学.

夏静宇，管燕平，薛永强，2012. 4.5～5.5 岁聋儿与正常儿童语音清晰度的比较[J]. 中国康复理论与实践，18（8）：707-709.

徐世荣，1999. 普通话语音常识[M]. 北京：语文出版社.

张磊，朱群怡，黄邵鸣，等，2012. 学龄前聋儿声母发音难度研究[J]. 听力学及言语疾病杂志，20（2）：102-104.

郑玉玲，2006. 普通话动态腭位图与言语矫治[J]. 听力学及言语疾病杂志，14（2）：81-83.

HARDCASTLE W J ,et al. ,1991. Visual display of tongue-palate contact: electropalatography in the assessment and remediation of speech disorders[J]. International journal of language & communication disorders, 26: 41-74.

PARKE F I, 1972. Computer generated animation of faces[D]. Suit Lake City: University of Utah.

SCOTT A K，RICHARD E P，2001. A 3D parametric tongue model for animated speech[J]. The journal of visualization and computer animation,12:107-115.

TRICARICO R W, 1995. Physiological modeling of speech production: methods for modeling soft-tissue articulators[J]. Journal of acoustical society of America, 97(5): 3085-3098.

WAYLAND R, LI B, 2005. Training native Chinese and native English listeners to perceive Thai tones[C]//ISCA workshop on plasticity in speech perception, senate house, London.

WILLIAM S L, 1990. Performance-driven facial animation[J]. ACM SIGGRAPH computer graphics, 24(4):235-242.

ZHANG Q S, LIU Z, QUO G N,et al. , 2006. Geometry-driven photorealistic facial expression synthesis[J]. IEEE transactions on visualization and computer graphics,12(1): 18-60.

ZHANG Y,TERENCE S, CHEW L, 2005. From range data to animated anatomy-based faces: a model adaptation method[C]//Proceedings of the fifth international conference on 3-D digital imaging and modeling,Washington: IEEE: 343-350.

第4章 基于多模态人机交互的言语康复呼吸训练无障碍技术研究

听障儿童的言语康复训练一般包括呼吸训练、舌部训练、唇部训练、鼻音训练、嗓音训练等，其中呼吸训练是重要的一环。发音的根本是控制咽喉部的气流强弱、声带振动，如果气息的控制不准确，口型、唇型即使正确也很难发音正确，所以进行呼吸训练是听障儿童发音清晰、准确、响亮的前提。听障儿童可能会因为听不见或者听不清，使大脑无法对信息进行及时的反馈，在发音的过程中，又可能因为呼吸系统的减弱，不能为正确发音提供强有力的气息，导致气息冲击声带和在口腔中运动的力量薄弱。气息动力不足会造成听障儿童发出的声音软弱无力、含糊不清，或者发出直而尖的假声。

说话是一个由言语呼吸不断补充气息的过程，语句的连贯性需要有符合语句特点的气息调节与控制，需要不断交替地在说话过程中吸气、呼气、存储气息（田花，2011）。所以言语呼吸是言语康复训练中最基础、最重要的环节，也是言语康复训练成功的关键。听障儿童的言语康复训练的最终目的不仅是能开口说话，而是能开口说并且说得清晰、准确、响亮、流利。仅仅会说话，但说不好，还是言语呼吸没有发挥作用。

呼吸训练方法及系统主要是利用多模态交互技术，即通过文字、语音、视觉、动作、环境等多种方式进行人机交互，帮助听障儿童找到控制气息的正确方法，为其说出清晰、准确、响亮的言语提供基础，并为他们今后学习复杂的言语及生活、工作做铺垫。

基于多模态人机交互的言语康复呼吸训练无障碍技术研究致力于将言语呼吸训练真实化、生活化，强调听障儿童要将练习呼气、吸气的过程和发声、说话有机地结合起来，在进行言语呼吸和控制气息时发声、说话；在发声、说话时掌握言语呼吸、学会控制气息。要让听障儿童多练习胸腹式呼吸，每发一个音或说一个词，都要求他张嘴深吸一口气，能把气提起来，存储住，在送达声带时充足有力，在呼出时张大嘴巴，大声用力说话，同时及时补充气息，而不是单纯地进行发声及与说话不结合的呼吸训练。

4.1　多模态呼吸训练方法

随着科学技术的进步，呼吸训练方式也日益完善。听障儿童进行呼吸训练的方法有 4 种，分别为传统的呼吸训练方法、PC 端和移动智能终端训练方法、计算流体力学训练方法和 VR 沉浸式呼吸训练方法。在呼吸训练中，听障者可以根据视频模仿呼吸，利用文字与语音提示进行呼吸动作，也可以自行利用 PC 端和移动智能终端进行呼吸训练，甚至可以在 VR 场景中进行沉浸式训练，为听障儿童言语康复提供方法上的支持（图 4.1）。

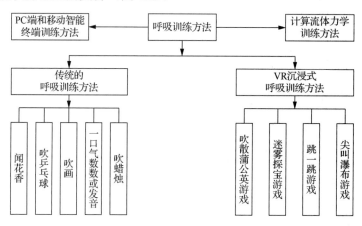

图 4.1　多模态呼吸训练方法

4.1.1　传统的呼吸训练方法

大多数的听障儿童常常呼吸不协调，以致在说话的过程中出现气喘、气短的现象，这严重影响了言语矫治与康复进程，所以呼吸训练是言语康复训练的重要环节。下面列举三种传统呼吸训练方法，分别针对深浅呼吸、气短和气喘、气息控制进行训练。

训练方法 1：闻花香。

在花丛中，听障儿童可以选择一朵自己喜欢的花，深深吸入花香，然后缓缓地呼气，这样可以进行深浅呼吸训练。

训练方法 2：一口气数数或发音。

听障儿童可以进行 1～10 个数的循环数数，数数的速度逐渐加快，在此过程中不断调整呼吸频率，弥补自己气短、气喘的不足。

训练方法 3：吹蜡烛。

点燃蜡烛，听障儿童深吸一口气，然后均匀地呼气，时间尽量长一些（25～30s 为合格）并保持蜡烛不被吹灭。

4.1.2　PC 端和移动智能终端训练方法

通过 PC 端和移动智能终端训练方法进行呼吸训练时，可以将处理好的呼吸参数传送到 PC 端或移动智能终端上，但其前提是建立一个标准数据库，用于存储普通人的呼吸数据。在移动智能终端处理呼吸参数时，可以在移动智能终端设计开发一个专门接收、处理、显示的 App，用来对呼吸频率数据进行分析、显示，并且可以保存数据。用移动智能终端设计出的呼吸信号数据健康管理系统 App，实现了对个人呼吸频率数据的长期保存、显示和历史查询，便于以后结合云医疗技术，将用户个人信息、呼吸信号生理数据上传到云医疗健康信息平台，实现远程医疗监护和健康预防（周子健，2016）。在移动智能终端进行呼吸训练时主要是通过采集的呼吸参数，利用软件对参数进行处理，将数值或者曲线显示在手机显示屏上。在 PC 端也可以用类似的方法，将实时测得的呼吸参数与标准值进行对比，使听障儿童能够通过数值或曲线与标准值对比，发现自己的不足。

4.1.3　计算流体力学训练方法

计算流体动力学是近代流体力学、数值数学和计算机科学相结合的产物。计算流体力学训练方法以电子计算机为工具，应用各种离散化的数学方法，对流体力学的各类问题进行数值实验、计算机模拟和分析研究，以解决各种实际问题（王宁，2005）。对人体的呼吸过程进行仿真模拟，将呼吸系统简化为四区块模型。标准化的呼吸系统包括肺部（肺和呼吸道）、胸部（胸壁及外部呼吸肌）、腹部（膈肌）和胸膜腔部（胸膜腔）。简化模型的呼吸运动可以概括为：在呼吸肌作用下，胸部向外扩张及腹部向下移动，通过胸膜部的衔接，作用于肺部，引起肺部扩张，完成吸气；吸气结束后，胸部和腹部放松回弹，通过胸膜部压缩肺部，加上肺部的弹性回缩运动，完成呼气。这与真实的呼吸过程保持了高度一致（刘国辉等，2017）。

本章使用了计算流体力学的方法，与本领域其他呼吸系统模型相比，测得的参数更为准确、可靠，使建立的三维模型在模拟听障儿童发音时更加准确真实。更加真实的三维模型意味着在训练时，听障儿童可以更加直观地了解气流在整个呼吸系统中的流动情况。训练结束时，针对本次训练的反馈也更加准确。只有精准地演示和反馈，才能从根本上提高听障儿童康复的效率和可能性。

4.1.4　VR 沉浸式呼吸训练方法

　　传统的呼吸训练方法存在许多缺陷，如由于传统治疗过程单调，听障儿童容易丧失兴趣，进而影响其积极性；又如由于传统治疗场地的特殊性，听障儿童需要在指定的地点进行训练，不容易满足大量听障儿童的康复需求（王亨等，2013）。听障儿童进行呼吸康复训练时需要特定的医疗专家及其制订的运动功能恢复治疗方案，然而许多听障儿童在呼吸康复训练过程中往往由于不正确的动作或姿势，训练的有效性降低，甚至会对日常的康复训练起到负面影响。VR 沉浸式呼吸训练系统简图如图 4.2 所示。

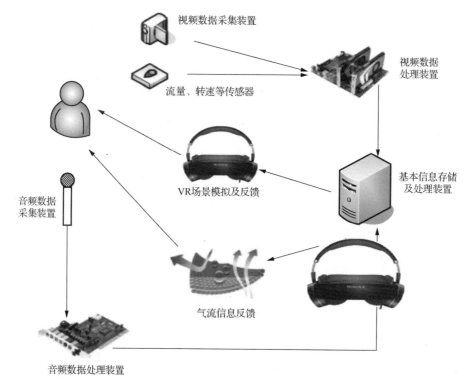

图 4.2　VR 沉浸式呼吸训练系统简图

　　VR 技术的实现与应用很好地解决了传统的呼吸训练方法中的诸多问题，其用于辅助康复治疗具有显著的优势。利用 VR 技术进行的呼吸康复训练的根本目的在于最大限度地恢复听障儿童的呼吸受损功能，提高生活质量。对于听障儿童而言，日常呼吸训练行为是运动康复必不可少的训练项目（夏熙双和牛光明，2010）。只有当呼吸康复训练的环境和内容与真实生活密切相关时，听障儿童才能将训练习得的技能运用到实际生活中（余茜等，2014），而 VR 技术在模拟真实生活场景、提供日常生活技能训练方面具有不可比拟的优越性。

病情的差异，使听障儿童进行呼吸训练的内容也有所不同，采用 VR 头盔技术来模拟逼真的多种三维空间训练场景，如迷雾探宝游戏（腹部呼吸训练）、跳一跳游戏（深浅呼吸训练）、尖叫瀑布游戏（抗阻呼吸训练）或是与锻炼呼吸有关的游戏等场景，以充分指导听障儿童进行相应的呼吸训练，使听障儿童具有身临其境的沉浸感与乐趣感。VR 沉浸式呼吸训练方法具有完善的与环境交互作用的能力，能使听障儿童在呼吸练习中通过视觉直观地在 VR 屏幕中看到虚拟场景，模拟呼吸过程，一边模仿一边练习，效果显著。

结合 VR 技术开发听障儿童言语呼吸康复训练游戏，能够更加明确康复训练轨迹，增强听障儿童本体感受，从而达到提高疗效的目的。

虚拟游戏场景的模拟：以探宝游戏为例，进行深浅呼吸训练。

探宝游戏：听障儿童进入大雾弥漫的丛林中完成寻找宝盒的游戏任务。大雾使其视觉功能受限，听障儿童必须进行呼气、吸气来吹散这些大雾，随着听障儿童往丛林的深处走去，雾气会动态地变化（时浓时薄），听障儿童要逐渐调整自己的吸气量与吐气量，以此达到呼吸训练的目的。听障儿童在进行呼吸训练时，往气管中呼吸气体，医生在计算机上就可以监控听障儿童的呼吸曲线，听障儿童戴上 VR 头盔或眼镜也可以观看到自己的呼吸曲线。

4.2　基于多模态人机交互的言语康复呼吸训练系统研究

听障儿童言语康复呼吸训练系统主要从呼吸训练系统的软件、硬件设计着手，探讨了精密传感器对呼吸气流的流量、流速进行控制的方法，并在系统的开发设计方面提出了计算流体力学的设计方案，将多模态交互技术贯穿于系统的开发设计中，为听障儿童言语康复训练提供系统上的支持。

4.2.1　系统总体设计方案

基于多模态人机交互的言语康复呼吸训练系统的硬件是基于单片机控制系统设计的，要求可对呼吸流量、频率、气压等参数进行测量，可以通过有线或者无线进行数据传输，同时能将测得的参数传送到 PC 端的决策中心。该系统要预留出传感器接口，以便实现电路的扩展。

当呼吸训练系统的参数改变或者受到扰动时，输出量会发生变化：经过一定的过渡过程，又恢复到一个新的稳态值。对于任意一个系统，都需要协调好系统的快速性、准确性、稳定性。

该系统主要由语言资料气流库、受训者资料库、发音训练习题库、三维人脸模型功能四大模块组成。语言资料气流库用来存储发音康复所需基本单元的音、字、词、句等，为发音训练提供基础的训练单元。受训者资料库存储着受训者的相关资料，包含一个标准资料库，可以对受训者的呼吸气流信息进行评估，并给出一个相应的语训等级。发音训练习题库根据学习者的语言障碍不同，分成不同语训等级，不同等级的语训装载不同的发音单元，形成习题。每一个发音单元对应不同的三维人脸模型，由特定的三维人脸模型驱动不同等级发音单元，并且对每个三维人脸模型中的发音器官设置多个参数点，在获取参数的同时驱动发音器官进行相应的发音，产生的发音序列供学习者模仿练习。

其中系统部分涉及的核心技术及设备包括：国家重点支持的高新技术领域的计算流体力学方法，可以用来模拟人体上呼吸道的内部流动；基于多传感器及流体力学模型的呼吸训练评估系统；半透明化处理的呼吸器官及呼吸区域的具有交互功能与可量测计算能力的三维软件技术。应用言语康复呼吸训练方法及系统，受训者在言语康复训练中不仅能够在呼吸系统上看到自己发音的气流大小及方向，而且能够通过半透明的三维人体头像观测出言语受训者是如何进行发音训练动作的，一边模仿一边练习，能够更加直观地学习发音过程。在发音训练过程中给予一定的鼓励、奖励使听障儿童对语训产生更浓厚的兴趣；提供反馈信息，能够提示听障儿童发音的错误在哪里，让听障儿童学习正确控制气流的方法，大幅提高言语康复训练的效率，缩短康复时间。

为解决传统气息训练中无法量化和标准化的问题，本章重点论述了利用特殊人机交互技术、传感器技术和三维重建技术建立呼吸训练反馈式模型，通过转速传感器和流速传感器获取听障儿童在呼吸训练中的气流信息，在显示器上根据获取的信息反馈出呼吸中气流的大小，与要求中的气流进行比较，指导其正确呼吸。多重反馈的呼吸训练系统根据呼吸训练时气流在呼吸系统中的流动及强度，提出了基于呼吸方式和呼吸强度的参数测量方式，建立了差异模型，采用多重反馈的方式直观地让听障儿童了解了本身发音中和呼吸中出现的错误及差异，开拓了计算流体力学和特殊人机交互技术应用的新领域。

其具体内容如下：①建立由速度分量、时间、压力、密度、运动黏性系数等参数驱动的半透明化呼吸系统三维模型；②提出采用计算流体力学方法模拟人体上呼吸道的内部气体流动过程；③利用特殊人机交互技术、传感器技术和三维重建技术建立基于多重反馈的呼吸训练系统；④建立基于多传感器及流体力学模型的呼吸训练评估系统；⑤建立基于听障儿童发音呼吸训练的不同阶段等级的语音资料库；⑥提出基于呼吸训练系统的听障儿童言语康复训练方法，并研制发音康复训练软硬件系统。

基于多模态人机交互的言语康复呼吸训练系统框图如图 4.3 所示。

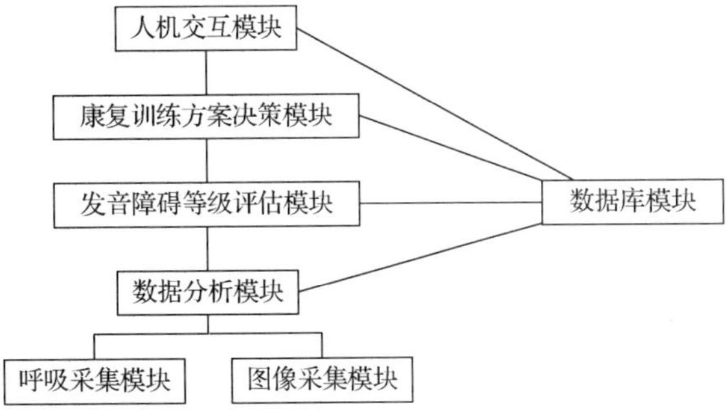

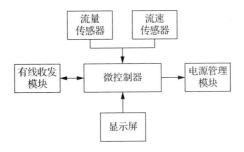

图 4.3　基于多模态人机交互的言语康复呼吸训练系统框图

1. 系统设计方法

基于多模态人机交互的言语康复呼吸训练装置结构总体方案设计框图如图 4.4 所示。该系统中显示器显示呼吸气流的流量、流速和压力的参数;通过多种传感器,分别进行计算所需参数;通过计算机网络与装置内有线收发模块,通过网络更新参数,将所需参数提供给系统。

图 4.4　基于多模态人机交互的言语康复呼吸训练装置结构总体方案设计框图

本章为了满足装置的精度需求,选用高性能、低成本、低功耗的嵌入式芯片作为控制核心;通过 AWM720P1 传感器采集参数,计算气流的流量及强度参数;显示器选用 LED12864,显示所需数据参数,并且上传至 PC 端进行数据处理。

2. 计算流体力学方法的应用与原理

随着计算流体力学的迅速发展及在各行各业中的应用,计算流体力学研究工作者开始面临更大的挑战,其中要解决的一大关键问题是实际流动现象怎样用大量的数学计算方法表示。以往人们只是对流场内某一个或几个剖面求解二维的速度、压力等的分布情况,但这样做会使人们对整体缺乏了解,甚至使实验结果与真实值相差甚远。本章利用计算流体力学的方法解决三维分离流动问题,运用现有的数学方法了解二维剖面的物理情况是困难的，计算流体力学往往采用贴体坐标系，所以当要求的剖面没落在坐标面上时，就需要在庞大的三维网格体内搜索，并且利用复杂的插值公式计算网格上物理值，还原剖面上的相关节点物理值。但其计算过于复杂，并且利用插值计算剖面节点值很困难，需要更为简单的数学方法快速计算才能满足实际需求。为此研究人员开发了一套实时的计算流体力学数值可视化系统，即 VISPLOT 系统。

VISPLOT 系统是计算流体力学数值仿真和后处理的交互式系统。它的开发充分应用了计算机图形学中最新发展的窗口管理和用户界面设计技术，是面向用户设计的，具有功能全、应用面广、容易掌握、图形质量高、信息量大、响应速度快、系统成本低等特点。

VISPLOT 系统具有如下几种功能。

1）物理标量的等值线图形显示。以二维等值线来显示流场内任一截面上的物理量等值线，或以三维等值线立体显示流场内几个空间面上的物理量等值线分布情况。

2）物理量的一维分布图。显示流场内物理量沿空间上任意一条线上的变化曲线或几条线上的变化曲线组。

3）速度矢量。显示二维截面上的速度矢量图或流场内任意位置上的三维速度矢量。

4）质点轨迹跟踪流场中的质点轨迹，以二维或三维方式显示。

5）流场的动态仿真。根据数值计算结果，动态模拟流场的真实流动情况。

3．多模态系统反馈

本章通过多种传感器、摄像机、音频接收设备等实时接收听障儿童自学发音（呼吸训练、舌部训练）过程的信息，通过数据处理装置将这些收集的信息与标准数据库中的数据进行比较，找出差异，最后将标准的发音（呼吸训练、舌部训练）与接收到的听障儿童练习时的发音过程重放，使听障儿童直观地感受自己的不足，加以改进。

4.2.2　系统硬件设计

基于多模态人机交互言语康复呼吸训练系统采用软硬件协同设计方法，进行整体规划，设计了系统整体架构，强调了软硬件的兼容性、一致性。该系统对软硬件进行划分，确定软硬件驱动接口，以便程序对硬件的访问，进而完成系统的硬件集成，最终实现目标设计。

1. 主控模块设计

呼吸训练系统硬件部分主要由微控制芯片、电源供电模块、时钟控制模块、复位模块、电路启动模块、掉电保护模块及程序下载模块组成。其中根据呼吸训练系统主控模块可以拓展出外部扩展模块，其外部扩展模块包括流量监测模块、通信模块等。呼吸训练系统的硬件结构设计主要由核心控制器和外部扩展硬件模块组成，其中核心控制器的主要任务是对流量传感器的信号进行采集和处理。处理后的数据通过 RS485 有线通信或者 ZigBee 无线通信的方式发送到远程监控端，并且接收远程监控端返回的信号，判断整个呼吸训练参数采集执行是否顺利。呼吸训练系统的硬件部分由核心控制器和扩展外部功能电路组成，该电路主要有传感器接口电路、数据传输电路、电源供电电路等。通过通信模块进行传输，最后在远程监控端能够接收数据，并且能够控制呼吸训练系统的运行。

2. 传感器采集模块设计

信息采集单元电路设计主要用 AWM720P1 气体流量传感器来实现。

AWM720P1 气体流量传感器是一种采用合金薄膜和绝热微桥结构的设备，在其微结构中存在加热器和温度传感元件。这种桥结构传感器可对膜片上方的呼出气流的流速及强度变化做出快速灵敏的反应。

AWM720P1 气体流量传感器（图 4.5）有一个 6ms 的反应时间，耗电仅 60mW，采用 10V 直流电源供电，紧凑的塑料封装可承受过压至 25psi（172 369Pa）而不影响指标。AWM720P1 气体流量传感器可以实时地对流量进行测量，它和一个特殊设计的旁路封装在一起。这种传感器测量的流量可以达到 200L/min（200SLPM），同时导致 1in（1in=2.54cm）水柱的压降典型值，实现了小封装下的大流量范围监测（王桂娜，2007）。

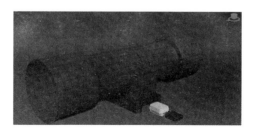

图 4.5　AWM720P1 气体流量传感器三维模型图

计算流速原理：根据 Weibel 肺模型参数分布，做一维变截面的旋转管道（图 4.6）。假设呼吸时，流体平滑地通过此管道，形成一个轴对称的流面。选取坐标面 y=常数，正好为这一流面族；而坐标 x=常数，与其正交。管道的曲面截面

积 $A(x)$ 正好等于气体进入肺部深度为 x 时的气管总截面积。Seherer 等参照 Weibel 的数据曾取：

$$A(x) = \frac{k}{a-x} \tag{4.1}$$

式中，a=40.2；k=50。

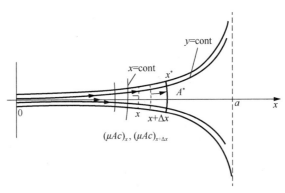

图 4.6　一维变截面刚性管道模型示意图

这是因为在实际肺中，当 x 接近于最后几段支气管时，总截面积 $A(x)$ 会剧增。在这个模型中，将 $x=a$ 附近区域看作肺泡区域，忽略了肺泡沿气路的分布，呼吸过程视为两种不同的混合气体的一维不定常运动。气体（I）为吸入的新鲜气体，气体（II）为肺中的残存气体。两者之间存在一个接触面 $x^*(t)$。该面在吸气时，像活塞一样将气体(n)推向肺泡区域 $x=a$；在正常呼吸时，$x^*(t)$ 不会很接近 a 点，一维模型大致还是很适合的。

取一小段管道 Δx，分析流体体积及根据所含成分的物质守恒定律，不难得出如下基本方程组：

1）连续性方程为

$$\frac{\partial}{\partial x}\{uA(x)\} = 0 \tag{4.2}$$

2）质量守恒方程为

$$\frac{\partial}{\partial t}(CB) + \frac{\partial}{\partial x}\{uA(x)C\} = \frac{\partial}{\partial x}\left\{DB\frac{\partial C}{\partial x}\right\} + Q \tag{4.3}$$

或者

$$\frac{\partial C}{\partial (t)} + \left(u + D\frac{\mathrm{d}\ln B}{\mathrm{d}x}\right)\frac{\partial C}{\partial x} = D\frac{\partial^2 C}{\partial x^2} + q \tag{4.4}$$

式中，u 为 x 方向的流速；B 为气流中某一特定组分；D 为扩散系数；Q、q 分别为该种组分在管道中的产生率的体密度和线密度。

设在口腔处（$x = 0$），流速为 u_0，截面积为 A_0，则由式（4.2）推出

$$u(x,t)A(x) = uA = v(t) \tag{4.5}$$

而由接触面上条件：

$$u^* = u(x^*, t) = \frac{\mathrm{d}x^*}{\mathrm{d}t} \tag{4.6}$$

可得出

$$A(x)\mathrm{d}x = v(t)\mathrm{d}t$$

再利用式（4.1）可解出：

$$x^*(t) = a\left\{1 - \mathrm{e}^{\frac{v_i(t)}{k}}\right\} \tag{4.7}$$

因而，流动过程完全由吸入气体的体积流量 $v_0(t)$ 确定。

为了更好地理解呼吸过程中的物质交换，可设想如下实验：做一次呼吸，吸入纯 O_2 [气体（I）]，肺中残存气中含有 CO_2、N_2 等，以 N_2 [气体（II）] 作为示踪剂，考察其浓度分布及替换过程。由于 N_2 不发生任何生、灭、转化过程，从而 $Q = q = 0$；另外，当 x^* 距 a 点足够远时，管道变化并不十分剧烈，因而我们可忽略 $D\frac{\mathrm{d}\ln A}{\mathrm{d}x} \ll u$ 项。最后，在接触面 x^* 上 N_2 的浓度梯度最大，扩散作用最显著，而扩散层很薄，我们不妨只限于在这一薄层内求解方程（4.3）。

因而可将 $u(x,t)$ 近似地取为 $u^*(t) = \frac{\mathrm{d}x^*}{\mathrm{d}t}$，得简化方程

$$\frac{\partial c}{\partial t} + u^*(t)\frac{\partial c}{\partial x} = D\frac{\partial^2 c}{\partial x^2} \tag{4.8}$$

我们希望经过一系列简化后，得到一种分析解，为此还需对边值条件进行简化。先进行坐标变换，将坐标原点放在 x^* 上，即

$$\xi = -x^* + \int_0^t u^*(t)\mathrm{d}t \tag{4.9}$$

式（4.8）即可简化为

$$\frac{\partial c}{\partial t} = D\frac{\partial^2 c}{\partial \xi^2} \tag{4.10}$$

而初条件为 $t = 0$ 时，从口腔到接触面上（$0 < \xi < \infty$）：$c = 0$。当 $t > 0$ 时，在气体（II）区域（$\xi \leqslant 0$）：

$$c = c_a \tag{4.11}$$

这里认为气体（II）体积很大，在一次呼吸中 c_{N_2} 可视为不变，而口腔处与一个长管道相连，于是求解式（4.9）～式（4.11），得到

$$c(\xi, t) = \frac{c_a}{\sqrt{\pi}}\int_{\frac{\varepsilon}{2\sqrt{Dt}}}^{\infty} \mathrm{e}^{-x^2}\mathrm{d}x = c_a e_r \varepsilon c\left\{\frac{\varepsilon}{2\sqrt{Dt}}\right\}$$

半透明化三维模型如图 4.7 所示。

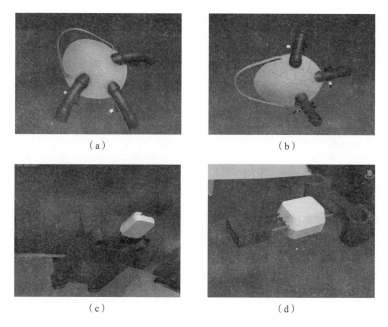

（a）　　　　　　　　　　　（b）

（c）　　　　　　　　　　　（d）

图 4.7　半透明化三维模型

3. 通信模块设计

实际中的通信环境较为复杂，一般的有线通信方式操作比较困难。为了增加传输信号方式的多样性，传感器数据的传输采用无线模块和有线模块进行通信。无线通信可以采用 ZigBee 模块。ZigBee 模块具有 3 种通信模式（广播模式、一对多模式、点对点模式），模式之间的选择是根据选用的模块数量和角色确定的（孙志勇，2016）。每一种模式都有其优缺点。

（1）广播模式

广播模式的优点：网络设备简单、维护简单、布网成本低廉、服务器流量负载极低。

广播模式的缺点：无法针对每个客户的要求和时间及时提供个性化服务；网络允许服务器提供数据的带宽有限，客户端的最大带宽=服务总带宽；禁止在互联网宽带网上传输。

（2）一对多模式

一对多模式的优点：减轻了服务器的负载；因为组播协议是根据接受者的需要对数据流进行复制转发，所以服务端的服务总带宽不受客户接入端带宽的限制；可以在互联网宽带网上传输。

一对多模式的缺点：丢包率较高，发生丢包、错包后难以弥补，没有纠错机制。

（3）点对点模式

点对点模式的优点：能够为客户提供个性化服务。

点对点模式的缺点：负重较低，在客户数量大、每个客户机流量大的流媒体应用中服务器不堪重负。

4.2.3　系统软件设计

本章介绍了一种基于多传感器的言语康复呼吸训练系统的软件设计。该系统以单片机为核心，通过检测呼吸流量的流速、频率来启动流速传感器、频率传感器等。将流速传感器、流量传感器等的输出参数量化，通过合理计算，对各数据进行修正补偿，得出较为精确的结果。

1. 软件系统程序设计

程序可由汇编语言编写或 C 语言编写。软件系统可分模块进行软件程序设计，将系统分为信号采集模块、通信模块、远程监控模块、数据存储模块（陈进，2008）。信号采集模块包括流量采集模块、频率采集模块、呼吸强弱检测模块和预留传感器模块。分模块软硬件设计增强了可读性，且更加适合维护（熊意强等，2009）。

2. 传感器模块软件设计

呼吸训练系统中流速传感器 AWM720P1 采用 I^2C 的通信方式与单片机进行通信，I^2C 总线通过 SDA（synchronous data adapter，双向数据线）和 SCL（serial communication loop，串行时钟线）来完成传感器数据向单片机传输的过程，通过使用 I^2C 总线可以实现多机通信。每个连接在 I^2C 总线上的从机都有一个唯一的地址，当起始信号产生后，主机会对相应从机地址进行呼叫，从而完成应答（朱双双，2015）。在 I^2C 总线上每个从机地址是固定的，当主机广播的地址和挂载到 I^2C 总线上的设备地址时，此硬件被选中而其他挂载到 I^2C 总线上的设备被忽略。其中 SCL 的时序是 I^2C 的时钟信号，其控制的主要参数为时钟频率，但是对数据的读取是通过 SDA 完成的，即通过取出 SDA 线上接收到的数据值，将其保存在数据寄存器上。

3. 通信模块软件设计

通信模块采用无线通信方式，可以采用 ZigBee 模块进行通信。ZigBee 无线通信模块由协调器和终端节点两个部分组成，其中协调器有且只有一个，协调器也是整个 ZigBee 系统的网络中枢，主要作用是负责给加入 ZigBee 网络中的子节点分配地址，以及负责各个终端子节点之间的协调关系（孟刚，2014）。当系统开始通电及协议初始化时，即开始扫描通道并组建网络，其中扫描通道的作用是搜索节点通信中存在的网络信息（赵宇，2016）。如果在此网络中不存在协调器，那么会由一个终端节点自动成为协调器，其他节点可以给此协调器发送信息，终端子节点与协调器之间成功建立了网络之后则可以实现网络的收发功能。传感器采集的数据主要是通过终端子节点反馈到无线传感器网络的汇聚节点中，之后无线传感器网络中的汇聚节点将通过串口通信的方式反馈到终端（张子成，2014）。

4.2.4　系统工作流程

本章所述的系统是一种面向听障儿童言语康复训练的呼吸训练方式，其特征在于：使听障儿童在呼吸练习中通过视觉直观看到显示屏幕上的三维人脸模型，模拟呼吸过程，一边模仿一边练习，该系统操作步骤如下。

步骤 1：用户登录本系统，进行用户信息注册，若成功注册则进入步骤 2，否则进入步骤 9。

步骤 2：用户根据自己的呼吸障碍等级选择对应的沉浸性游戏难度和符合自己风格虚拟现实场景，进入步骤 3。

步骤 3：用户融入虚拟现实康复训练场景中，同时观看步骤 4 的内容。

步骤 4：通过显示屏幕向听障儿童播放其中一个级别的呼吸训练基本素材单元的画面，画面效果包括 3 个部分：第一部分是半透明的三维人脸模型根据训练内容和等级做出对应呼气或吸气的练习过程，半透明的三维人脸模型可以展示呼吸器官中气流的运动方向等直观信息；第二部分是动画显示部分，当三维人脸模型做对应的呼气或吸气的内容时气流延伸出展示对应训练内容的效果；第三部分是文字显示部分，用文字叙述的方式指导听障儿童正确理解呼吸训练的全过程。本小节主要指导听障儿童进行相关的呼吸动作。

步骤 5：听障儿童根据屏幕显示的呼吸过程进行呼吸练习，其中通过文字可以正确地理解呼吸动作，如何来进行呼吸，通过三维人脸模型模拟的呼吸器官中气流的运动，以及动画显示呼吸过程中气流的效果，同时系统利用传感器收集听障儿童练习过程中的气流信息，通过流速传感器收集呼吸过程产生气流的流速信息，统计分析流速传感器单位时间内产生气流的平均速率信息，对听障儿童相应的呼吸训练部分进行评分，即合格、不及格。若合格则进入步骤 7；若不及格则进入步骤 6。

步骤 6：鼓励听障儿童继续进行练习，争取达到优秀标准。若听障儿童选择继续练习则返回到刚才的训练内容，同时系统进入步骤 8；若听障儿童不想继续学习此内容，则可选择进入下一训练环节，同时系统进入步骤 3，否则进入步骤 9。

步骤 7：给予听障儿童一些奖励，奖励的内容为好看的图片或者是动画，激励听障儿童继续努力学习，若听障儿童想继续学习则可以选择进入下一训练环节，同时系统进入步骤 2，或者进入步骤 9。

步骤 8：给予听障儿童一定鼓励，同时重新播放正确的呼吸过程，通过对传感器获取的信息进行分析，提示其在刚刚呼吸训练中的错误，并进入步骤 2。

步骤 9：退出系统。

呼吸训练系统流程图如图 4.8 所示。

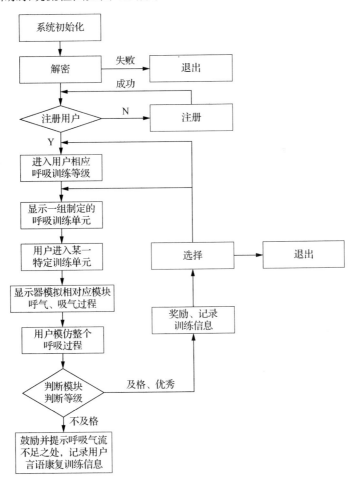

图 4.8　呼吸训练流程图

4.3　本　章　小　结

　　本章致力于解决听障儿童在言语康复训练中的呼吸训练问题，帮助收集听障儿童的呼吸气流参数并使听障儿童掌握控制气息的正确方法，讨论了面向听障儿童言语康复的多模态人机交互模型及技术，以帮助听障儿童正确呼吸为目的，使其最终能正确言语。本章给出了言语康复训练系统软硬件系统及装置结构设计方案，通过单片机硬件、软件设计控制多种传感器进行呼吸参数采集，再通过有线、无线通信方式把数据传送给 PC 端进行处理，通过 4 种方法进行呼吸训练：①传统呼吸训练方法；②PC 端或移动智能终端训练方法；③计算流体力学训练法；④VR 沉浸式呼吸训练方法，为听障儿童说出清晰、准确、响亮的言语提供呼吸训练方法，并为他们今后学习复杂的言语及生活、工作做好铺垫。

参 考 文 献

陈进，2008. 基于 DSP 与 GPRS 的监控系统硬件设计及其应用[D]. 哈尔滨：哈尔滨工程大学.

刘国辉，肖华军，于立华，2017. 人体呼吸系统力学属性下呼吸动力过程的仿真研究[J]. 科学技术与工程，17（29）：313-318.

孟刚，2014. 基于 ZigBee 技术的温室智能测控系统设计[D]. 曲阜：曲阜师范大学.

孙志勇，2016. 干式电抗器在线监测及火警预警系统设计[D]. 济南：山东大学.

田花，2011. 聋生朗读句子时停顿问题的观察与分析[J]. 绥化学院学报（5）：31-33.

王桂娜，2007. 燃气比例阀性能智能测试系统的研究[D]. 南京：南京航空航天大学.

王亨，王然，卓子寒，2013. 虚拟现实技术概述及其用于辅助康复治疗的研究进展[J]. 生命科学仪器，11（4）：3-9.

王宁，2005. 双流束旋翼式户用热量表的性能研究[D]. 济南：山东大学.

夏熙双，牛光明，2010. 虚拟现实康复治疗对脑血管病偏瘫患者运动功能恢复的疗效[J]. 中国实用神经疾病杂志，13（2）：28-29.

熊意强，周旭欣，王玉，2009. 基于 Multisim 的呼吸频率计的仿真设计[J]. 科技创新导报（25）：43-44.

余茜，李雨峰，彭博，2014. 虚拟现实技术训练对脑卒中患者上肢功能恢复的影响[J]. 实用医院临床杂志（5）：7-8.

张子成，2014. 基于物联网的智能变电站在线监测系统的设计与实现[D]. 北京：华北电力大学.

赵宇，2016. 塔吊群作业无线组网技术与防碰撞算法研究[D]. 哈尔滨：哈尔滨工业大学.

周子健，2016. 可穿戴式呼吸信号检测系统设计[D]. 广州：广东工业大学.

朱双双，2015. 基于电子罗盘的 GNSS 航向精度改进方法研究[D]. 厦门：集美大学.

第5章 基于多模态人机交互的言语康复训练软硬件系统

5.1 引　言

可视化发音教学能够帮助听障儿童进行言语康复训练，据调查结果显示可视化教学方式的效果要明显高于单独视觉、听觉的教学效果，其原因在于视听结合的教学方式能够给听障儿童视听上的反馈，使听障儿童能够更直观地看到发音时器官的运动轨迹，在理解的基础上控制发音器官的运动，规范发音器官的动作（刘晓千等，2013）。同时生理学家的调查显示，大脑与手、足、口等运动部位具有相关联的镜像神经元系统，人发音的过程也可能与这些神经元运动相关。镜像神经元在发音中的作用可分为两个方面：一方面，当人们对某些词汇有模仿经验后，再次发音会强化练习效果；另一方面，中枢神经系统中负责某些特定动作执行的区域也与表示这些动作的词语有关（Sale and Franceschini，2012）。因此，在有构音障碍的患者（如听障儿童）的康复训练中，可以通过加强模仿来形成发音动作镜像，从而加强发音练习的效果。

传统的言语康复训练过程中教师数量的不足，以及内部发音器官不可视等问题都影响着听障儿童言语康复训练的效果。针对此问题第2章将三维会话头像引入听障儿童言语康复训练领域，并通过三维头像模拟语训师发音动作帮助听障儿童言语康复训练取得更好的效果。随着移动设备的普及，智能手机、iPad等移动智能终端的发展，本章将三维会话头像模拟技术移植到移动智能终端，开发适用移动智能终端的听障儿童言语康复训练系统，从而构建真正意义上的低廉成本、无人工干预的听障儿童言语康复系统。

5.2 基于移动智能终端和PC端的双端听障康复训练系统

基于移动智能终端和PC端的双端听障康复训练系统是通过采集多通道语音反馈数据训练神经网并建立康复系统的，听障儿童通过移动智能终端进行阶段性训练之后与PC端进行数据交互，获得新的训练指导，并且为PC端系统提供数据以持续改善 PC 端的性能（张淑艳等，2017）。PC 端与移动智能终端的数据通信由近场通信（near field communication，NFC）技术实现，能够自动进行身份识别、数据交互，为两端提供无缝连接。

　　系统主要由两个部分构成：一部分由计算机系统构成，我们称为 PC 端，通过机器学习技术创建出相对庞大的康复训练回馈系统；另一部分由移动智能终端构成，是使用当前较为廉价的移动设备构成的系统，有针对性地提供康复训练，并采集当前训练数据。这两部分由 NFC 技术连接，利用 NFC 技术的优点构造出一个能够方便进行身份认证和数据交换的接口，由 PC 端对移动智能终端传回的数据进行分析，求解出适当的训练计划并发送回移动智能终端，听障儿童使用移动智能终端进行进一步的训练。同时听障儿童的训练数据可以为改进 PC 端的系统提供数据支持，整个系统将随着用户数量的增加而不停地学习，为整个系统形成一个增强学习的结构。

5.2.1　NFC 技术

　　NFC 技术是利用电磁波的近场耦合效应进行通信的技术，与通常的近距离通信技术相比，它建立连接的速度非常快，数据传输速度也非常高。NFC 技术是 RFID（radio frequency identification，射频识别）技术的改进版，与原有的射频标签技术相比，它牺牲了通信距离，提高了连接效率。近年来，随着技术的进步，单个的 NFC 标签的价格大幅下降，即便是读写设备也在逐渐走进普通家庭。

　　在当前的应用中 NFC 技术通常有 3 种工作模式，即读写模式、智能卡模式和点对点模式（赵烽，2013）。在 NFC 的智能卡模式中，NFC 设备可以以射频卡的方式与另外的主动读取设备相连接；在主动通信的点对点模式下，NFC 设备可以与网络互连，或者与其他 NFC 设备互连，构成个人网络，并且在这个短距离网络连接中完成数据共享和网络服务。因为采用 NFC 方式可以完成移动智能终端与 PC 端的互联，所以基于移动智能终端和 PC 端的双端听障康复训练系统中采用点对点的 NFC 通信模式。

5.2.2　双端系统构造

　　基于移动智能终端和 PC 端的双端听障康复训练系统中，PC 端为数据处理中心，为整个系统提供数据存储和共享，移动智能终端为应用端，参加康复训练的人可以通过移动智能终端随时随地进行训练课程。

　　PC 端构造为系统的主要部分。在创建系统时，首先应采集数据，数据建模为三维会话头像模型，并且使用多通道信息表示语音与语音的提示。数据采集时使用三维动态捕捉系统，同步采集说话人的音频数据与视频数据（郑红娜等，2013）。

通过对连续发音的说话人进行正面和正交侧面的录像，采集说话人的连续发音动作，获取说话人面部发音器官变形的数据，然后确定控制各个发音器官运动的特征点，建立声带振动信息的获取和反馈模型，如图 5.1 所示。

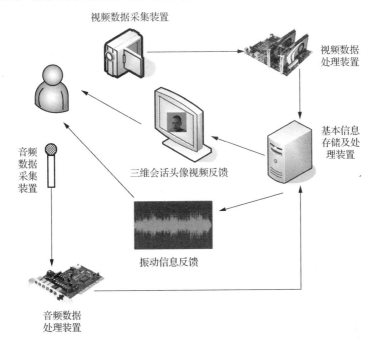

图 5.1　多通道信息反馈模型

　　说话人在发出特定语音的时候，系统采集到的头像的视频数据与音频数据对应存储起来。将此数据表示成向量，并且用其训练神经网络，可用于解决分类问题。$d = \{(\boldsymbol{x}_1, \boldsymbol{y}_1),(\boldsymbol{x}_2, \boldsymbol{y}_2),\cdots,(\boldsymbol{x}_k, \boldsymbol{y}_k)\}$ 表示通过多通道三维视觉系统采集到的实验数据，其中 $\boldsymbol{x}_i$ 是一个向量，在其中按顺序对应存储声音 s_i、视频 v_i，以及振动信息的数据，$\boldsymbol{x}_i = \{(s_{i1}, s_{i2},\cdots, s_{il}),(v_{i1}, v_{i2},\cdots, v_{il}),(vl_{i1}, vl_{i2},\cdots, vl_{il})\}$，$\boldsymbol{y}_i$ 存储对应的声音文本标记。为了表示和计算上的方便，数据数字化之后合并为一维特征向量。

　　本章使用神经网络对数据进行分类，因为该系统中已经有 $\boldsymbol{y}_i$ 作为文本标记，所以属于有监督的分类学习。神经网络训练流程如图 5.2 所示。

　　通过神经网络的训练，可以将音频信息、视频信息、振动信息与文本进行对应。训练出来的系统可以对听障儿童的语音进行识别和分类，判断听障儿童在特定语音发音的准确程度。这是一种典型的分类训练。我们将获得的实验数据进行 10 折交叉验证，在开源的机器学习平台 TensorFlow 上进行训练，然后将训练完毕得到的求解器移植到移动设备上。在移动智能终端开发对应的康复训练应用，移动智能终端的应用系统得到 PC 端的训练数据之后，就可以根据相应的数据进行语音识别，识别后给出矫正语音的提示。

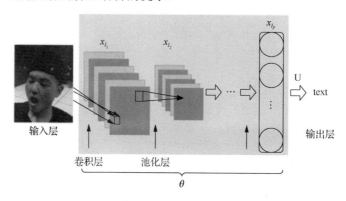

图 5.2　神经网络训练流程

　　在移动智能终端的应用会先给听障儿童一个标准语音、对话视频、振动的演示，然后收集听障儿童的语音与视频信息，将收集到的数据放到识别系统中进行分类，判断在多大程度上属于某个特定的标准发音，对应给出特定的训练指导。当听障儿童的发音属于特定识别区域后，也就说明听障儿童的这个发音基本上达到了训练要求，可以进行下一个发音训练。几个邻近语言的聚类如图 5.3 所示。

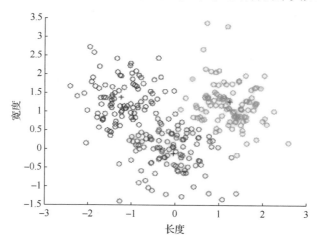

图 5.3　几个邻近语音的聚类

5.2.3　系统的连接

　　系统由 PC 端和移动智能终端构成，双端的连接由 NFC 技术来实现。使用 NFC 技术可以方便地实现从用户身份识别到数据传输的过程。使用点对点的通信模式,利用移动智能终端与 PC 端之间的 NFC 传感器,利用简单的 NDEF(NFC data exchange format，NFC 数据交换格式）协议和逻辑链路控制协议编写程序，实现双端系统的默认连接，只要靠近到通信距离，就将自动进行身份识别和程序连接，PC 端将收集用户资料，以及用户训练数据。当用户的训练达到本次课程的训练水平之后将给出新的训练课程。而从移动智能终端传回的数据将用于 PC 端神经网络的增强学习，改进 PC 端系统的训练方法。

　　从短距离无线数据传输的角度出发，将数据采集端的信息通过无线方式传输给云端，通过云来进行数据处理，将处理结果反馈给终端，终端显示评估结果。这样操作方便，终端只需要有传感器摄像头、麦克风等基本的获取数据的终端，以及无线数据传输装置即可，不需要有复杂的数据处理装置，携带方便，易于安装。

5.3　基于移动智能终端的听障儿童言语康复训练系统

　　基于移动智能终端的听障儿童言语康复训练系统将在移动智能终端系统（安装 Android、iOS 系统的智能手机、iPad 等设备）实现三维虚拟会话头像模拟汉语发音过程，软件系统可以通过事先建立的人的面部表情、唇部动作、舌部状态等三维数据，引入多个标准数据库，驱动三维会话头像模拟真实人发音。该系统通过传感器技术和反馈技术对听障儿童发音进行监测，并且附带纠正功能，以更好地对听障儿童进行康复训练。该系统致力于解决听障儿童在言语康复训练中的发音问题，帮助其找到正确发音的方法，通过在移动智能终端反复模拟，为听障儿童说出清晰、准确、响亮的言语奠定基础，并为他们今后学习复杂的言语及生活、工作做出铺垫。

　　基于移动智能终端的听障儿童言语康复训练系统重点研发基于移动智能终端的听障儿童言语康复训练的新方法及相关的系统软件，解决移动智能终端对三维图形的显示和驱动问题。

5.3.1　系统视频数据采集

　　发音训练是言语康复训练的重要环节，听障儿童发音时唇部、舌部及下腭等面部动作对于发音的准确性有很大的影响，根据移动智能终端操作系统的特点，该系统通过事先捕捉的说话人的面部表情、唇部动作、舌头状态等三维数据，建立三维动态驱动数据库，用以建立移动智能终端三维头像表情真实、动作精准、发音准确、协调一致的语言康复训练系统。

　　本章研究建立具有真实感三维会话头像模型，包括脸部模型、唇部模型、舌部模型及下腭模型等；研究基于三维动态捕捉系统的脸部、唇部、舌部三维动态数据库,用以完成三维会话头像模型的驱动;研究基于呼吸系统算法,对言语发音数据库、音频波形转换对比等方面进行反馈指导;研究汇总并设计在 PC 端初步运行系统并进行修正;研究建立基于移动智能终端的听障儿童言语康复训练软件系统。

1. 建立三维会话头像发音模型

本章采用 3DS MAX 软件、ZBrush、Poser 等建模工具,建立多种人物模型,如真实感人物模型(包括脸部模型、唇部模型、舌部模型及下腭模型等),结合计算流体力学的方法,以体现发声训练的真实感。

2. 建立发音器官动态及数据库

本节建立具有真实感的舌部模型,并利用流体力学计算的方法建立的三维模型在模拟听障儿童发音时更加准确真实。更加真实的三维模型意味着在训练时,听障儿童可以更加直观地了解气流在整个呼吸系统中的流动情况,这对他们的言语康复训练有极大的促进作用。本章还通过三维动态捕捉系统和 EPG 实时捕捉说话时人的面部动作、表情和语音信息,建立动作、表情、发音三维动态数据库。

本章采用三维动态捕捉系统对面部表情进行捕捉,该系统由成像模块、标定套件、处理软件、标志套件等组成。研究人员利用红外相机完成对面部关键点运动的捕获与跟踪,追踪精度可达 0.1mm 以下,可实时模拟出人脸的表情运动。

在采集前,研究人员需要对红外相机进行相机光学标记,对 6 个相机的坐标系进行统一,确保数据采集的精准性。外参完成对相机坐标系的统一,内参通过二维点坐标计算面部特征点,进行三维信息采集。相机标定的目的是求出相机的内参和外参。其中,内参包括内参矩阵与畸变系数,外参包括平移向量与旋转向量。利用相机参数,建立世界坐标系到图像像素坐标系之间的转换关系,实现了像素点从二维平面到三维空间中的相互转换,如图 5.4 所示。

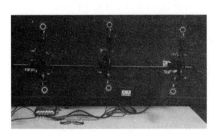

图 5.4　三维动态捕捉系统

根据模型与重构后特征点之间的映射关系,触发绑定事件,驱动三维人脸模型。在利用三维动态捕捉系统进行面部表情采集时,采集者面部需粘贴 23 个感光标记点(图 5.5),其中头部的 4 个感光标记点用于固定头部相对位置。23 个感光标记点可捕获测试者在发音时的面部表情,如两腮、唇部、嘴角等部位的表情动作(许丽等,2013)。通过特征点的运动驱动三维人脸模型。与此同时,利用摄像机进行音频采集。采集的数据文件以 XML 文件的形式进行保存(图 5.6),XML

文件具有半结构化、便捷快速的特点，可以通过节点查寻所需文件。

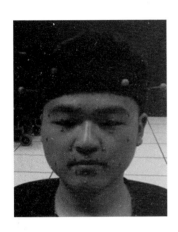

图 5.5　面部特征点标记

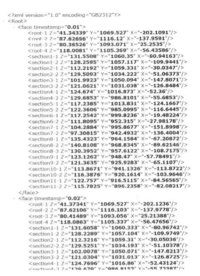

图 5.6　XML 文件的数据格式

　　将捕获到面部标记点的三维数据保存至 XML 文件中。上述用于记录和呈现面部表情捕捉数据的 XML 文件内容包括以下几项。

　　1）数据帧采集时间戳节点（数据项的标签名为<face timestamp>），其用于保存获取该帧数据的时间信息。

　　2）头部位置标定数据节点（数据项的标签名为<root>），对应感光标记点的个数标签名分别为<root.1>、<root.2>、<root.3>和<root.4>，其用于表示目标对象的头部空间位置。

　　3）面部骨骼节点的空间位置坐标（数据项的标签名为<section>），对应 23 个采集点的个数，采用与头部位置标定数据节点同样的方式依次定名为<section.1>、<section.2>……对于每一条面部骨骼节点空间位置坐标数据，有 3 个字段分别是标注其在三维空间中的 X、Y、Z 坐标，其在对应的骨骼节点标签中分别以"X""Y""Z"命名各字段。

　　在数据传输过程中，基于 OptiTrackOptical 数据传输组件，采用 UDP（user datagram protocol，用户数据报协议）开发了特征点数据实时传输模块。与 TCP（transmission control protocol，传输控制协议）不同的是，UDP 不需要建立连接，处理速度较快，在保证大量面部特征点数据传输实时性的同时，提高应用程序的执行效率。特征点数据实时传输模块作为服务端模型只负责发送面部特征点数据，OptiTrackOptical 组件则作为客户端模型，只负责接收数据实时传输模块发送的面部特征点数据。

　　一方面，将转化得到的三维会话头像模型导入 MotionBuilder 演示平台，提取三维会话头像模型中各个特征点名称、特征点索引，根据三维会话头像模型的特征点数量，创建临时特征点集合。然后，逐帧读取 XML 文件中的面部表情数据，根据三维会话头像模型的特征点名称、特征点索引与 XML 格式文件中的特征点名称及索引进行绑定。另一方面，将保存完成的面部表情信息与三维会话头像模型骨骼特征点进行映射，实现数据驱动。虽然人物面部特征的差异性较大，但是表情呈现的效果仍可满足基本的需求，在保证面部数据与模型特征点同步工作的情况下，运用 MotionBuilder 能够实现面部表情的有效演示。

以上数据均使用 MPEG-4 标准。MPEG-4 特殊的编码方式和强大的交互能力，使基于 MPEG-4 的计算机图形和动画可以从各种来源的多媒体数据库中获取素材，并实时组合出所需的结果。MPEG-4 标准的一般框架如下：对自然或合成的视听内容的表示；对视听内容数据流的管理，如多点管理、同步管理、缓冲管理等；对灵活性的支持和对系统不同部分的配置（邓永红，2004）。MPEG-4 标准不仅针对一定比特率下的视频、音频编码，更加注重多媒体系统的交互性和灵活性。这个标准主要应用于视像电话、视像电子邮件等，且对传输速率要求较低。MPEG-4 利用很窄的带宽，通过帧重建技术、数据压缩技术，达到用最少的数据获得最佳的图像质量的目的。经过这样的处理，图像的视频质量下降不大但体积可缩小几倍，可以节省出很多空间。

3. 建立移动智能终端三维会话头像驱动算法及应用

将现有 PC 端三维会话头像模型及驱动算法（特殊人机交互技术、传感器技术和三维重建技术建立基于多重反馈的言语训练系统）移植于移动智能终端，应用动态三维数据驱动三维会话头像模型模拟发音。言语康复训练过程就是受训者通过观察了解一个词语的发声过程，然后模拟面部动作和发声，最后进行结果检测，并通过信息反馈，指导其进行正确训练，即观察—模拟—检测的循环过程。其中，结果检测与信息反馈在整个训练系统中至关重要。通过音频、视频结果的反馈，受训者可以清楚地知道自己的发声和标准发声有哪些不同。通过语音识别结果的反馈，受训者可以知道自己当前的发声是否正确，以及代表什么含义。

移动智能终端三维会话头像驱动算法采用 OpenCV Windows 实现，再移植到 Android 系统上。首先，通过摄像头采集三维头像特征点的数据；其次，通过视频帧处理框架（考虑到不同人脸上的特征规整化和肤色区别，我们要消除个体差异，体现表情变化）对人脸进行保存初始化；最后，通过三维会话头像模型建立标准人脸库和人脸样本特征的训练、分类。2DPCA 算法进行人脸特征的提取和识别是通过评价与判断两者的匹配程度来进行的。

本章需要利用三维建模软件制作三维会话头像模型（崔明，2012），导出人脸模型文件后利用 OpenGL 技术导出三维模型，通过纹理映射技术将人脸纹理信息导入模型之中，从而形成真实的三维人脸效果。利用 Welch 算法训练样本人脸动画与语音参数信息之间的特征关系，将语音文件进行处理获得语音特征参数，同理将音频参数导入人脸动画参数之中。最后通过 MPEG-4 标准定义人脸运动新坐标，从而达到音频、视频与三维会话头像同步的动画驱动效果。

5.3.2　系统音频数据采集

1. 音频数据采集

语音驱动的唇形动画属于人脸动画的技术范畴（高春梅和郑伯川，2011），此阶段人脸动画已广泛应用于人机接口、人工智能领域之中。本章在音频数据采集中应用到了基于三维网格模型的语音驱动唇形动画技术，包括可视化音频、唇形同步技术，采用数据驱动方式驱动唇形并合成，从而达到具有真实感的唇部发音的效果；非特定人的语音唇形同步动画技术，利用 BP 神经网络研究语音驱动唇形动画。

语音驱动的唇形动画的应用有以下几个方面：采集不同人的语音资料，建立语音库；研究与分析汉语的发音特征及发音规律，分析唇形运动状态，以将具有相似运动状态的唇形进行归类，建立口型库。基于特定人的语音可视化合成算法的研究，提取唇形的特征参数值，对唇形样本进行分类与聚类处理，形成基本的唇形类别，对语音进行分帧处理以提取语音的特征参数 MFCC[①]。

分析研究表明，MFCC 能够充分利用人耳的听觉系统，在语音识别中的作用很大。其计算流程如下：①对语音信号进行傅里叶变换、取模，得到频谱；②对频谱取平方，得到功率谱；③使用 23 个 Mel 滤波器组进行滤波；④对滤波后的结果取自然对数；⑤对自然对数取离散余弦变换（discrete cosine transform，DCT），得到 MFCC。

MFCC 系数提取如图 5.7 所示，建立语音帧与唇形类别的映射关系，建立训练模型以训练样本数据，最终合成与语音帧相同步的唇形帧，经平滑处理后达到真实动画效果。系统框架如图 5.8 所示。在非特定人的语音驱动唇形动画的研究中，通过 3 层的 BP 神经网络模型进行汉语发音特征与唇形之间的映射关系的学习训练。在实时语音驱动唇形动画过程中，经过端点检测后对噪声、无音段设置闭唇动作，其他时间段设置唇形驱动动画效果（乔德明，2010）。恢复系统采用汉语语音驱动人脸唇形动画，提取语音的特征参数 MFCC，建立语音帧与唇形帧在时间序列上的某种映射关系，以驱动唇形运动。在三维人脸网格模型上实现语音驱动的唇形动画，达到真实自然的动画效果。实验证明，本章所提算法是有效的，且具有较满意的运行效率（普波，2010）。

---

① MFCC 语音特征的提取中 Mel 频率倒谱系数（Mel frequency cepstrum coefficient）是基于傅里叶变换提取的语音参数。

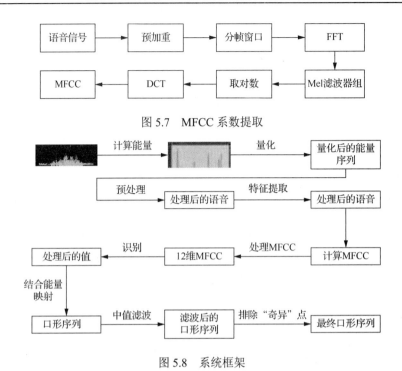

图 5.7　MFCC 系数提取

图 5.8　系统框架

　　系统在进行优化处理时，利用基于阶层式人工神经网络的发音特征提取（图 5.9），在分析发音时发音器官的动作属性后，补充了发音位置、是否送气、舌位高低、舌位前后、嘴唇形状 5 种发音特征，从而建立了能够更全面地表征发音器官的动作属性的发音特征集合，并以此提出了改进的发音特征提取方法，并将新的发音特征和韵律特征一起用于声调建模。最后根据随机段模型的结构和解码方式选取声调模型集成方式，从而将声调信息应用于语音识别系统（晁浩等，2013）。采用新的发音特征集合后，声调模型的精度有了进一步的提高，同时使系统的性能也有了进一步的提高。

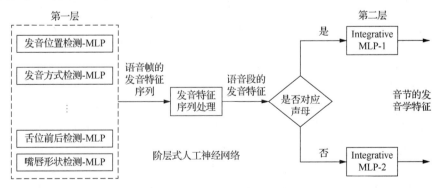

图 5.9　基于阶层式人工神经网络的发音特征提取

2. 音频数据反馈

听障儿童言语康复训练系统主要是将受训者所发语音进行处理，提取出语音的特征，然后进行语音的识别训练，让受训者将自己的发音和标准发音的特征参数进行比较，逐步纠正自己的发音（杨帅，2009）。因而该系统的反馈系统的主要部分是发音系统与人机交互传感器的应用。发音系统通过气流的流量和气流的流速两个指标，利用精密的传感器（流量传感器和流速传感器）获得需要的信息。

首先，建立发音训练习题库，按照受训者发音康复的不同阶段分为初级、中级、高级 3 个等级，分别从汉语三维可视语音语料库中装载各自不同级别的发音单元，形成习题并存储。受训者按照汉语发音学习的难易程度，自动从语料库中选取相应级别的语料组成练习单元，进行发音训练。

其次，通过设备对受训者的语音进行录制、存储与回放操作。数字音频系统需要将声波信号（模拟信号）通过 ADC（analog to digital converter，模拟/数字转换器）转换成计算机支持的二进制，进而保存成音频文件。

最后，将受训者的音频文件提取出来，模拟其波形，与发音训练习题库中相应的练习波形进行匹配、评判。

发音训练模块应用传感器技术和三维重建技术建立呼吸训练反馈模型。反馈模型通过传感器获取听障儿童发音康复训练中的舌部信息，在显示器上根据获取的信息反馈出舌部运动轨迹和音频波形，与要求中的运动轨迹进行比较，指导受训者进行舌部训练。其中包含了传感器与标准数据库（语音数据库、呼吸气流流速数据库、面部与舌部参数库、发音训练习题库、三维会话头像）的建立，从而形成反馈对比。此外，系统的界面、提示及反馈均采用卡通风格，易被儿童接受。

5.3.3　建立移动智能终端康复训练软件系统

1. 屏幕的适应性算法

以听障儿童言语康复训练系统结构为基础框架，建立的移动智能终端康复训练软件系统包括用户系统、训练系统及评估系统。在移植终端应用动态适配移动智能终端时，适应终端屏幕项目的步骤如下：获取当前移动智能终端的屏幕参数及终端应用参数；根据终端应用参数读取对应的终端应用的展示界面基础值；根据屏幕参数和终端应用的展示界面基础值利用位置关系算法，确定终端应用在移动智能终端中的位置关系；根据确定的位置关系在移动智能终端中显示所述终端应用。因此本章的屏幕的适应性算法能有效地保证终端应用在不同移动智能终端展示效果一致，避免了在不同智能终端显示效果差异性的产生，有效地杜绝了终端应用给用户带来不好的体验效果，从而加强了终端应用平台的适配性，为移动智能终端的应用提供了一套完善的屏幕适配解决算法（一种终端应用动态适配智能终端屏幕的方法及系统)。移动智能终端康复训练系统工作原理图如图 5.10 所示。

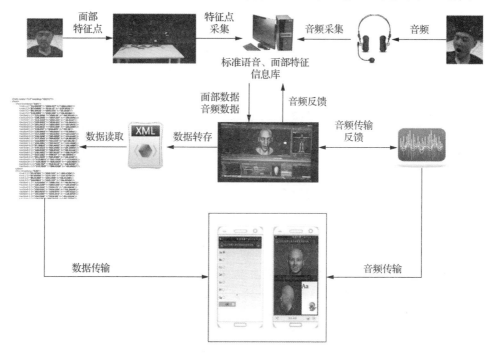

图 5.10　移动智能终端康复训练系统工作原理图

2. 移动智能终端利用 OpenGL 展示三维 STL 模型文件

STL 文件是在计算机图形应用系统中,用于表示三角形网格的一种文件格式。它的文件格式非常简单,应用也很广泛。STL 是使用最多、速度最快的原型系统所应用的标准文件类型。STL 采用三角网格来表示 3D CAD 模型。文件的格式比较大,数据包含二进制和 ASCII(American standard code for information interchange,美国信息交换标准代码)的格式,所以我们将文件以字节的形式进行读取。

```
inputStream=context.getContentResolver().openInputStream(uri);
stlBytes=IOUtils.toByteArray(inputStream);
```

IOUtils 只是一个读取字节文件的工具类。

在解析 STL 文件格式之前,需要进行构思,目标是把 STL 文件中的三角形的顶点信息提取出来。但是,三维模型的坐标位置很随机,大小也随机。而不同的模型所处的位置不同,为了能够让模型处于移动智能终端显示中心位置,我们必须对模型进行移动、放缩处理,使任意大小、任意位置的模型都能在 GLSurfaceView 中以"相同"的大小显示。因此,我们不仅要读取顶点信息,还要获取模型的边界信息。假设有一个立方体，这个立方体刚好包裹住模型，即我们要读取 X、Y、Z 3 个方向上的最大值、最小值。所以我们要构建一个模型对象，将 STL 文件转换成模型对象，对其进行相应的调整。然后我们通过模型对象收集到想要的数据后，开始进行绘制操作，并且将模型移动到想要其显示的位置，进行相应的展示。

3. PC 端系统移植到移动智能终端

当今移动智能终端的主流系统是 Android 系统和 iOS 系统。在本章中，听障儿童言语康复训练系统主要针对 Android 系统进行移植。基于 Android 系统的智能终端有 JNI，Android JNI 是连接 Android Java 部分和 C/C++ 部分的纽带，完整使用 JNI 需要 Java 代码和 C/C++ 代码。而且 Android 系统的智能终端支持 NDK（native development kit，本地开发工具包），也就是用 C 语言开发。要将 PC 端系统移植到移动智能终端，就需要将 PC 端的用 C/C++ 编写的程序编译成 .so 文件，这样才能被 Android 系统调用。若是用 Java 语言编写的程序就可以将 jar 包（后缀为 .jar 文件）作为库文件引入。

用户首先进入登录界面，在登录界面可以选择注册或者登录。如果选择注册界面，那么就可以根据系统提示信息注册为移动智能终端康复训练软件系统用户，然后选择进入登录界面，输入正确的注册后用户名和密码，进入选择训练单元。如果为已注册用户，可以输入用户名和密码进入选择训练单元。用户通过选择系统中的生母、韵母、字、词、句等不同训练单元，进入相应单元对应的选择发音项，根据自身情况选择某一发音训练项，系统自动进入三维会话头像模拟发音训练模块。用户选择模拟发音训练模块中三维会话头像所在区域，系统播放三维会话头像发音动画，学习发音过程。用户可以通过反复训练，实现正确发音。用户学习结束后可以选择退出系统，终止学习，也可以选择返回继续学习其他单元或其他发音项的内容。听障儿童言语康复训练系统结构如图 5.11 所示。

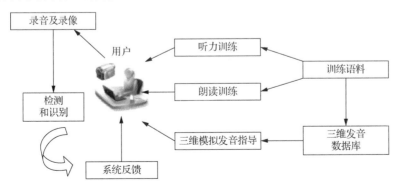

图 5.11　听障儿童言语康复训练系统结构

5.3.4　系统设计及工作原理

1. 软件系统整体流程

基于移动智能终端的听障儿童言语康复训练系统的特征在于：听障儿童在练习中通过视觉直观地看到显示屏幕上的三维会话头像模拟发音过程，一边模仿一边练习。其软件系统整体流程（图 5.12）如下。

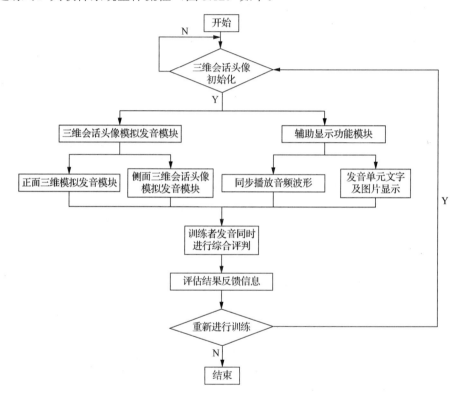

图 5.12　基于移动智能终端的听障儿童言语康复软件系统整体流程图

步骤 1：登录系统后，通过显示屏幕对三维会话头像进行初始化，Yes 则进入步骤 2，否则返回开始页面。

步骤 2：听障儿童根据屏幕上显示的三维会话头像模拟发音模块（正面和侧面模拟发音）进行发音练习，通过辅助显示功能模块（发音单元文字和图片显示）可以正确地理解呼吸动作，进行呼吸训练，通过三维会话头像模拟呼吸器官中气流的运动，以及动画显示呼吸过程中气流的效果。同时，该系统通过传感器收集听障儿童练习过程中的气流信息，通过流速传感器收集呼吸过程产生气流的流速信息，转速传感器单位时间内产生气流的平均速率信息，与此同时可以同步播放音频波形。经过分析评估结果并反馈信息，对听障儿童相应的呼吸训练部分进行评分：合格、不合格。若合格则进入步骤 3；若不合格则进入步骤 4。

步骤 3：给予听障儿童奖励，奖励的内容为好看的图片或者动画，激励听障儿童继续努力学习，进入步骤 5。

步骤 4：鼓励学生继续进行练习，争取达到合格标准，若听障儿童选择重新进行训练则返回到刚才训练的内容，系统进入步骤 2，继续训练。同时给予听障儿童一定的鼓励，重新播放正确的呼吸过程，通过对传感器获取信息进行分析，提示其在刚才的呼吸训练中的错误，并进入步骤 2。

步骤 5：退出系统。

2. 系统使用说明

根据产品系统设置，在人机交互时，听障儿童选择了特定的发音单元后，系统进入特定单元对应的三维会话头像模拟发音训练模块，首先，系统对三维头像进行初始化，系统显示三维会话头像正侧面头像，显示音频波形、发音单元文字及图片。播放完成后训练者训练发音，系统给出综合评判，并对评估结果给出反馈信息。用户根据反馈信息选择决定是否进行重新训练，若选择重新训练，则回到三维会话头像初始化阶段，否则退出系统。

3. 系统性能

（1）针对听障儿童认知特征的系统性能设计

听障儿童的认知特征与正常儿童的差异，主要表现在以下几个方面（李东锋等，2013）。

1）感知活动不完整。听觉的丧失或减退使听障儿童在感知事物的声音属性方面存在一定障碍，不利于形成视听结合的知觉形象，影响了知觉的完整性。针对听障儿童的这种特征，研究人员在设计学习时采用了补偿声音效果、增强视觉效果的设计策略。

2）无意注意为主，有意注意稳定性差。听障儿童的注意力以无意注意为主，有意注意发展滞后且稳定性差，注意的分配和转移存在一定程度的困难。所以听障儿童的移动智能终端既要能够吸引其无意注意又不能对其有意注意造成障碍，这就需要对界面布局、主题风格、背景颜色及资源粒度等方面进行合理设计。

3）思维形象化。通常有"十聋九哑"之说，听觉的障碍容易造成听障儿童言语发展的滞后或丧失，使其思维较长时间停留在形象思维阶段，更加注重事物的外部特征，表现出很大的具体、形象性。而卡通具有丰富多彩的视觉效果，能够形成强烈的视觉冲击力，切合了听障儿童以形象思维为主的认知特征。

4）词语、逻辑记忆薄弱。听障儿童的记忆以视觉记忆为主。由于很难形成言语表象，听障儿童对文字、词语的理解、记忆比较困难，缺乏逻辑性。"记得慢，忘得快"的现象在听障儿童中时常发生。针对听障儿童记忆的这种特性，研究人员设计的移动语音数据要能够重复利用，使听障儿童可以随时复习；听障儿童主要通过视觉获取信息，他们对获取文本、图形等视觉信息是没有困难的，但如果语音信息没有转化为图像或手语，他们就无法感知信息。基于移动智能终端的听障儿童言语康复软件系统性能优化如图 5.13 所示。听障儿童记忆流图如图 5.14 所示。

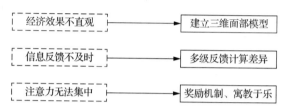

图 5.13　基于移动智能终端的听障儿童言语康复软件系统性能优化

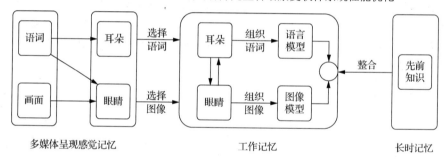

图 5.14　听障儿童记忆流图

（2）系统性能的优势

研究人员在系统性能优化方面最主要的设计是采用交互方式。听障儿童与训练内容的良好交互对于训练的发生及训练的效果都有积极的影响。学习是主动的、个性化的学习方式，移动智能终端康复训练系统与听障儿童的交互应该能够保证听障儿童独立、自主地完成有关内容的训练，而不是仅借助移动设备没有任何交互的、填鸭般地向听障儿童灌输学习内容。因此操作反馈系统采用可视化的、振动的形式，提高学习过程的可控性。听障儿童的认知水平参差不齐，接受训练知识的快慢程度迥异，因而训练过程的可控性对于听障儿童自主学习显得尤为重要，在本系统中听障儿童可以借助导航选择自己要训练的内容的难易程度，全方位提高记忆效果与训练疗效。

应用传感器、摄像、音频接收设备等实时接收听障儿童自学发音过程的信息，通过反馈将这些收集的信息与标准数据库中的数据进行比较。

5.4　Kinect 和 Faceshift 技术与听障儿童言语康复训练系统

　　本章提出的听障儿童言语康复训练系统，其具体流程如下：系统采用音频数据采集器和视频数据采集器，采集听障儿童发音的面部特征的视频运动信息，以及发音的音频信息。利用 Kinect 和 Faceshift 技术将视频信息与模型数据库中的三维会话头像模型相互融合，形成实时的人脸发音运动捕捉数据，将融合后的三维会话头像模型存入数据存储和处理设备。将采集的音频数据进行处理，提取出音频图像，并存入数据存储和处理设备。数据存储和处理设备将采集到的音视频数据进行同步处理，并将采取到的音频信息与标准数据库中所对应的音视信息进行比对，驱动语音识别反馈模块。视频显示装置将发音的面部特征的三维会话头像、语音识别反馈结果、音频图像对比反馈结果同时显示出来。在基于 Kinect 和 Faceshift 技术的基础上，建立一种表情真实、动作精准、发音准确、协调一致的言语康复训练系统，帮助听障儿童改进和掌握发音规律，更好地进行言语康复训练。该系统的总体研究方案如图 5.15 所示。

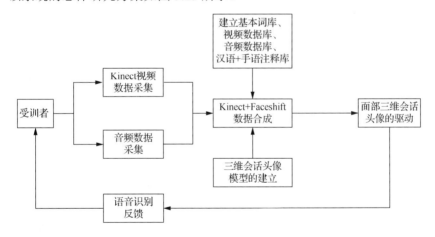

图 5.15　Kinect 和 Faceshift 技术与听障儿童言语康复训练系统的总体研究方案

5.4.1　Kinect 相关技术

　　Xbox One Kinect 2.0 体感器是微软公司为其 Xbox 360 游戏主机和 Windows 平台打造的一款运动感知输入设备的升级款，相较于 Kinect 1.0，除了外形变化之外，其在性能上也更优秀：精准度提升至之前的 3 倍，摄像头分辨率一举从 VGA （video graphics array，视频图形阵列）跃至 1 920 像素×1 080 像素，不仅能够识别手指运动和面部表情,还可以探测心跳;利用即时动态捕捉、影像辨识、麦克风输入、语音辨识、社群互动等功能,允许玩家使用身体姿势和语音命令通过自然用户界面技术与 Xbox 360 游戏主机交互,从而完全摆脱了传统游戏手柄的束缚(韩文锡,2014)。即使在全黑的情况下,它仍能够借助红外线传感器追踪用户的动作,这为诸多新的应用开启了方便之门。

5.4.2　Faceshift 相关技术

随着支持计算机操作系统的 Kinect For Windows 的推出,动态捕捉的实用化也向前迈进了一步。Faceshift 是一种新的运动捕获实用工具,它主要用来复制人类面部动作,Faceshift 不需在脸部设置任何标记物,可以通过直接扫描脸部的变化来实施运算,并套入三维角色模块实现丰富的表情变化,其性能令人印象深刻,捕捉过程几乎没有任何明显的延迟。Faceshift 依赖微软 Kinect 和其摄像头来驱动,提交 Faceshift 所需要的三维数据,可以用屏幕上的三维头像精确复制人脸的表情,即使是最轻微的肌肉抽动,也能得到一流的动作捕捉。目前,人类面部表情捕捉已经大量应用到视频游戏产业中,如著名的《黑色洛城》游戏中,那些丰富的动作表情也可以简单地通过 Kinect 开发工具包 Faceshift 实时实现。

5.4.3　三维会话头像模型的建立

建立三维会话头像模型:采用 3DS MAX 软件、ZBrush、Poser 等建模工具,建立多种人物模型,如真实感人物模型,包括脸部模型、唇部模型、舌部模型及下腭模型等,以提升发声训练的真实感。为了提高听障儿童学习过程中的兴趣,吸引他们的注意力,也可以采用卡通人物模型,这样可以激发他们学习的积极性,取得更好的效果。

创建头像基本模型的 3DS MAX 软件是 Autodesk 公司开发的基于计算机系统的三维动画渲染和制作软件(许晓伟,2014)。在建模时,首先在 3DS MAX 中导入人物正面和侧面图像,然后创建出人物头像的基本模型。

基于 ZBrush 进行仿真建模,ZBrush 作为一款数字雕刻和绘画软件,它以强大的功能和直观的工作流程彻底改变了整个三维设计行业。将三维会话头像的基本模型导入 ZBush 中,雕刻出五官的基本结构,然后进行相似性调整和细节刻画,最后调整颜色贴图及高光。

5.4.4　Kinect 和 Faceshift 技术的数据合成

数据合成:基于 Kinect 和 Faceshift 技术捕捉说话时人的面部动作、表情和语音信息,本模块运用了一种数据合成方法和一些装置,属于计算机技术领域。所述方法用于终端中，包括：在第一时刻，调用视频功能和录音功能；在第一时刻之后的预定时刻，获取调用视频功能后已经播放完成的播放数据片段的第一数据长度，以及调用录音功能后已经读取出的录音数据片段的第二数据长度；根据第一数据长度和第二数据长度计算时延差；根据第一时刻和时延差合成播放数据和录音数据。所述装置包括：调用模块、获取模块、第一计算模块和合成模块。该方法解决了用户需要对终端进行大量测试才能得到该终端的时延差，根据该时延差进行数据合成时资源消耗大、数据合成成本高的问题，达到了降低数据合成成本的效果。在此基础上套入建好的三维会话头像模型，建立动作、表情、发音协调一致的三维数据模型。

建立基本词库，包括视频数据库、音频图像和汉语+手语注释 3 个部分。

1）视频数据库，为了使听障儿童清楚每个词语的发音过程，包括唇部动作、舌部动作及下腭动作，建立一个动作清晰、表情丰富、发音准确的视频数据库是十分必要的。

2）音频图像库，想要正确地发声，只通过模拟发音动作还是不够的。因为对于听障者来说，他们几乎没有声音的概念，所以我们要将每个词语的声音转换成音频图像，使听障者对声音有一个直观的印象。

3）汉语+手语注释，一个面部动作和发声代表什么含义，需要有一个汉语注释信息，如果加上手语注释，那么就更能使听障者将动作、发声及手语联系在一起，加深印象。

5.4.5　三维会话头像模型的驱动方法

如何驱动已建好的三维会话头像模型，使模型说话时唇部动作、舌部动作及下腭动作和正常人说话时的动作完全匹配，以及给模型赋予生动丰富的表情变化，在整个言语康复训练系统中具有极其重要的作用。采用 Kinect 和 Faceshift 技术捕捉说话时人的面部动作、表情和语音信息，然后套入建好的人物会话头像模型，以精准发声、协调一致的动作表情指导听障儿童进行正确发声训练。

常见的面部动画合成的方法大体分为基于模型方法和基于图像库方法两种。基于模型方法，即根据所建立的三维会话头像模型，定义模型控制参数，利用音视频、几何模型、肌肉模型等来控制三维会话头像模型的变化，从而产生面部表情（薛军英，2012）。基于图像库法，即根据所建立的真人图像库，调用图像库中合适的视频片段，合成面部动画，但该种方法需要庞大的数据库，并且在合成处理的速度上也无法达到预估的准确效果。

常用的三维会话头像动画驱动方法有语音驱动、文本驱动和视频驱动 3 类。语音驱动：提取语音特征值，分析判断当前说话人的脸部器官的运动状态，但其缺点在于对语音的定义并不精确，对非特定的语音辨析度很低。文本驱动：通过一段文字来驱动三维会话头像动画，其缺点在于文字的描述具有复杂性，很难准确地定义驱动，因此通常将文本驱动与语音驱动结合起来使用。视频驱动：提取视频中说话人的运动的面部特征点，采集运动数据，驱动三维会话头像动画（普波，2010）。基于视频驱动的三维会话头像动画流程如图 5.16 所示。视频驱动动画更具备有真实感和丰富性，因此被广泛应用于当今的动画驱动之中。

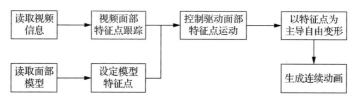

图 5.16　基于视频驱动的三维会话头像动画流程

Kinect 和 Faceshift 技术与三维会话头像模型的数据合成的框图如图 5.17 所示。

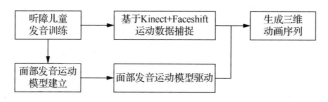

图 5.17　Kinect 和 Faceshift 技术与三维会话头像模型的数据合成框图

5.4.6　系统评价及分析

为了对基于 Kinect 和 Faceshift 技术的听障儿童言语康复训练系统进行评价及分析，我们将从系统测试和用户体验分析两个方面进行评估。

1. 系统测试

选取 20 名 3～7 岁康复训练学生：实验组 10 人，为 5 名男生，5 名女生，使用基于 Kinect 和 Faceshift 技术的听障儿童言语康复训练系统进行言语康复训练；对照组 10 人，为 5 名男生，5 名女生，使用传统的言语康复训练模式进行言语康复训练。对实验组和对照组分别进行相同内容的单字、词语、语句发音训练，对比实验组、对照组的康复训练时间。本实验严格控制其他无关变量，以保证实验组和对照组的发音准确性。

图 5.18 为言语康复训练对比实验，从对比曲线上，我们能够看出使用基于 Kinect 和 Faceshift 技术的听障儿童言语康复训练系统的听障儿童相同训练内容所需要的时间总体上小于使用传统的言语康复训练模式所需的时间。

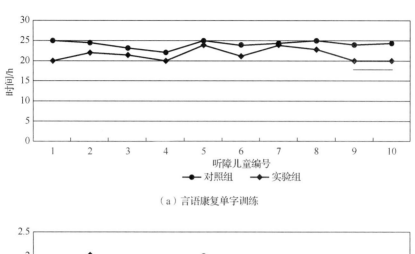

（a）言语康复单字训练

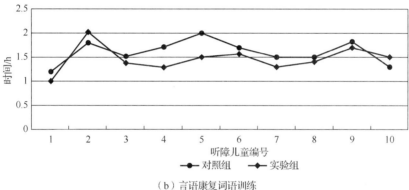

（b）言语康复词语训练

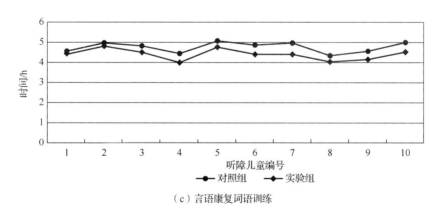

（c）言语康复词语训练

图 5.18　言语康复训练对比试验

2. 用户体验分析

用户满意度调查问卷结果如图 5.19 所示，其结果显示基于 Kinect 和 Faceshift

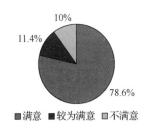

图 5.19　用户满意度调查问卷结果

技术的听障儿童言语康复训练系统在听障儿童中的满意程度达到 78.6%，有 11.4% 的听障儿童较为满意，仅有 10% 的听障儿童更偏向传统言语康复训练，对该系统不满意。

由此可以得出：基于 Kinect 和 Faceshift 技术的听障儿童言语康复训练系统在系统测试和用户体验两个方面都有明显效果，并受到听障儿童的喜爱。因此，该系统的开发策略是正确的，可以提高听障儿童的言语康复能力，缩短言语康复训练的时间。

5.5　本 章 小 结

本章通过对基于移动智能终端和 PC 端的双端听障儿童言语康复训练系统、基于移动智能终端的听障儿童言语康复训练系统、基于 Kinect 和 Faceshift 技术的听障儿童言语康复训练系统 3 个系统的详尽叙述，对听障儿童言语康复训练软硬件系统加以分析。在对言语康复的系统评价中能够看出，将三维会话头像模拟技术移植到智能终端之中能够更好地帮助听障儿童进行言语康复训练。

参 考 文 献

晁浩，杨占磊，刘文举，2013. 基于发音特征的汉语声调建模方法及其在汉语语音识别中的应用[J]. 计算机应用，33（10）：2939-2944.

崔明，2012. 基于语音驱动的人脸口型动画系统[D]. 长春：吉林大学.

邓永红，2004. 视频压缩编解码标准综述[J]. 有线电视技术，11（3）：1-6.

高春梅，郑伯川，2011. 基于 HTK 的语音驱动唇形动画的实现[J]. 现代计算机（专业版）（27）：3-7.

韩文锡，2014. 基于深度图像的人体骨骼追踪的骨骼点矫正问题研究[D]. 青岛：青岛大学.

李东锋，黄如民，郑权，2013. 面向听障儿童的无障碍移动学习资源设计研究[J]. 现代教育技术，23（9）：104-109.

刘晓千，燕楠，王岚，2013. 一种应用虚拟发音头像的普通话聋儿言语康复系统[J]. 集成技术，2（4）：68-73.

普波，2010. 基于视频的三维人脸动画驱动的设计与实现[D]. 成都：电子科技大学.

乔德明，2010. 三维人脸唇形动画的语音驱动研究[D]. 成都：电子科技大学.

许丽，蒋建国，詹曙，等，2013. 表情变化的三维人脸特征分析方法[J]. 电子测量与仪器学报，27（5）：450-454.

许晓伟，2014. 基于体感人机交互方法的心理宣泄系统设计[D]. 包头：内蒙古科技大学.

薛军英，2012. 基于 IMS 的移动视频回落系统开发[D]. 上海：复旦大学.

杨帅，2009. 聋儿语音恢复系统的语音识别研究[D]. 济南：山东大学.

张淑艳，赵剑，史丽娟，2017. 基于移动端和 PC 的双端听障康复训练系统研究[J]. 无线互联科技（18）：140-142.

赵烽，2013. 近场通信技术及其应用[J]. 现代电子技术（13）：74-77.

郑红娜，朱云，王岚，2013. 汉语三维发音动作合成和动态模拟[J]. 集成技术，2（1）：23-28.

SALE P, FRANCESCHINI M, 2012. Action observation and mirror neuron network: a tool for motor stroke rehabilitation[J]. European journal of physical and rehabilitation medicine, 48(2): 313-318.

第6章 面向言语康复的多模态人机交互模型

多模态人机交互在融合了语音识别、自然言语理解、模式识别、计算机识别等计算机技术的基础上（卢思羽，2016），充分利用人的多种感知方式，以并行的、非精确的方式与计算机系统进行交互，旨在提高人机交互的自然性和高效性。多模态人机交互技术应用了多种交互设备，如语音输入输出设备、视频输入输出设备，以及鼠标、键盘等。多模态人机交互是一个新兴的研究领域，是人机交互技术及计算机软硬件设备发展到一定阶段所必然出现的趋势（叶挺，2009）。

6.1 引 言

随着科学技术的发展，多模态人机交互技术在各个领域飞速发展，如 Yang 和 Guan（2018）提出了一种基于视听感知的新型人机交互方法，通过非接触和非穿戴融合的交互方式确定交互目标并给予反馈，增强交互过程的沉浸感。Rozado 等（2017）研发的 FaceSwitch 系统能够有效地通过面部姿势交互及眼部凝视交互的多模态交互作用，实现近似于鼠标的控制作用。此外，多模态人机交互汇集多个研究领域，在无障碍康复医疗领域中，Cecotti（2016）研发出一种多模态虚拟键盘，通过非入侵眼电信号等多模态控制指令控制虚拟键盘，从而帮助重度失能患者实现简单的控制指令，帮助其恢复自理能力。中国重庆大学吴昊等（2016）基于眼电与运动想象多模态人机交互系统的研究，通过眼电信号和脑电信号建立多模态人机交互系统，帮助残障人士克服在使用计算机与外界交流中的困难，从而实现无障碍人机交互。Folgheraiter 等（2014）的生物仿生手臂外骨骼关节与主动兼容的驱动系统以康复机器人为交互手段，通过肌力反馈的技术方式实现规范康复训练动作并提供相应的辅助力。在针对听障儿童言语康复训练中，中国科学院的刘晓千等（2013）研发了一种应用虚拟发音头像的普通话听障儿童言语康复系统，通过视听结合辅助听障儿童康复训练过程。

多模态人机交互可应用于言语训练康复方面，Bälter 等（2005）开发出一款 Articulatory Tutor（ARTUR）发音向导系统，该系统通过视听反馈的人机交互让听障儿童在参与游戏的过程中进行言语康复训练，此外该系统针对不同年龄的听障儿童的言语康复训练的使用效果有差别。中国科学院大学黄朝殿等（2016）提出采用 Kinect 跟踪植入人工耳蜗的听障儿童易操作的玩偶实现实物交互，并建立了基于实物交互的言语康复训练系统，通过将实物交互与康复训练结合起来增强系统的易用性及趣味性。

6.2　多模态人机交互模型

多模态人机交互主要分为 3 个模块，分别是多模态人机交互信息输入、多模态交互信息融合和处理、多模态人机交互信息反馈。其中，多模态人机交互信息输入模块主要接收来自人的感知信息，然后借助多模态信息融合和处理模块，形成"感"觉和认知，并通过音频反馈、视频反馈、触觉反馈等多通道对信息进行反馈，从而构建出多模态人机交互系统。

6.2.1　多模态人机交互信息输入

多模态人机交互技术充分地体现了"以人为中心"的自然交互准则，在人机交互中采集方式主要通过人的 5 种感觉器官（视觉、听觉、嗅觉、味觉、触觉）、人的神情、四肢动作语言、体态等多方面进行多模态人机交互的信息输入。

人机交互设备采集的多模态数据需要经过特殊处理。多模态信息数据的获取主要包括多模态数据的采集、多模态数据的解析、多模态数据的数据集的构建 3 个组成部分。

1. 多模态数据的采集

单模态数据类别的特点在于：可以进行形式化的定义，在使用过程中需要遵守完整性、正交性、关联性、直观性等原则。而多模态数据的特点在于：数据类别的引入是比较灵活，如在针对听障儿童言语无障碍中，可以通过传感器采集听障儿童发音口型、面部表情、发音振幅、发音频率等发音信息；针对听障学生融合教育无障碍中，可以通过智能终端采集到课堂音频、视频、授课资料等课堂信息；针对听障者生活无障碍中，通过物联网采集交流平台在线使用人数、志愿者位置、使用频率等在线数据信息。

在多数情况下，多模态信息处理任务要求所有处理样本数据的各单模态数据是完整的。虽然各单模态的数据源经常是共生或共现的，基本满足完整性要求是可以做得到的，但也有例外的情况，如歌曲多模态信息中，尽管音频与歌词是共生的，但歌词很难从音频中分离，因此，歌词文本数据还要通过其他单独途径采集。

2. 多模态数据的解析

多模态数据的解析就是将原始混合状态的多模态数据，分解为单模态的数据。例如，视频数据，需要分解为动态图像、音频语言、文本语言 3 种单模态数据，其中文本语言部分可能来自视频字幕、图像内容中的文字和语音识别的结果等。

多模态数据的解析往往需要与数据采集相结合。例如，歌曲 MTV 视频的解析，歌词文本很难从视频本身得到，但可以通过多模态数据采集系统来弥补。又如，艺术、影视评论类文本数据的解析，其中涉及的图像、视频、音频数据的获取，更需要借助多模态数据采集系统来完成。

3. 多模态数据的数据集的构建

为了进行对多模态信息的机器学习处理，如分类、回归、聚类等，需要构建训练用样本数据集，特别是针对有监督学习的情况，还需要进行数据标注。多模态数据的数据集的构建有自己独特的方法。

以多模态人脸情感识别为例，需要选择一组参试人员，选择一组表达不同情感的诗词，准备一个相对封闭的环境，一个显示诗词的屏幕，一个面对参试人员脸部的摄像头，一个录音麦克风，一个采集视频、音频和交互数据的软件，交互数据通过参试人员拖动屏幕上采集软件的滚动条来产生。标注的情感数据可采用二维连续的 VA 情感模型来量化，因为标注的情感模型是二维的，所以每个诗词样本都需要标注两次。标注开始后，参试人员朗诵屏幕上的诗词，并根据朗诵诗词的情感体验拖动滚动条。最终可以获得包含有声语言、文本语言和人脸视频的多模态情感标注数据及相应的训练数据集。

6.2.2　多模态交互信息融合和处理

多模态信息的底层数据具有异构性，如图像是 24 位的 RGB 颜色值矩阵、音频是 16 位的声压值串、中文文本是 16 位或 24 位的汉字编码串。如何让这些异构的数据完成同一个识别或检索任务，是多模态信息处理首先要解决的问题。解决这个问题的方法被称为多模态融合。多模态融合是指整合各种输入模态的信息，并将它们合并在一个完成同一目标的系统中的处理方法。以多模态人脸情感识别为例，输入的多模态信息为人脸图像和语音，最直观的融合方案是，分别对人脸图像和语音各构造一个情感识别系统，然后对两个系统的输出进行加权平均，得到最终的识别结果。

加拿大温尼伯大学 Atrey 等（2010）对多模态融合的方法进行了总结与分析。图 6.1 为 Atrey 等实现多模态融合的方法。

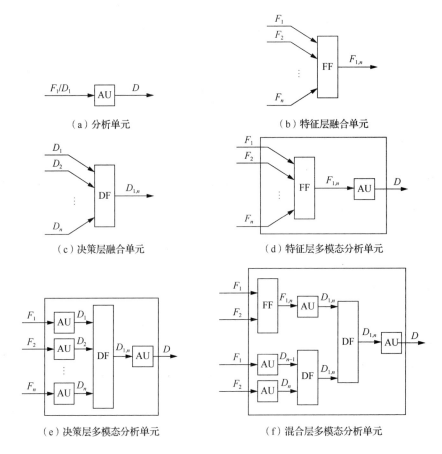

（a）分析单元　　　　　　　　　　　　（b）特征层融合单元

（c）决策层融合单元　　　　　　　　　（d）特征层多模态分析单元

（e）决策层多模态分析单元　　　　　　（f）混合层多模态分析单元

图 6.1　Atrey 等实现多模态融合的方法

特征层融合策略分别对各模态信息特征进行提取，再根据提取到的特征数据进行分析处理，形成多模态联合的特征向量或矩阵。决策层融合策略则是让每个单模态进行各自的特征分析处理，再融合所有的特征，进行判别，形成最后的结果。

6.2.3　多模态人机交互信息反馈

多模态人机交互信息采集的数据存放的方式的多样性，导致其信息反馈的形式也有多种通道。现阶段在人机交互模式中，操作者主要通过视觉反馈、听觉反馈、力触觉反馈等通道感知获取人机交互的反馈信息。

视觉反馈采用 LED（light emitting diode，发光二极管）、LCD（liquid crystal display，液晶显示器）等显示屏或计算机显示器输出各种视觉信号，如图形、颜色的变化等。

听觉反馈采用耳机、扬声器等器材输出各种音调声音，如高低音、乐音等。

力触觉反馈能通过作用力、振动等一系列动作为使用者再现触感，如触控屏幕等。

1. 视觉信息反馈

视觉器官在接收外界刺激时，由视觉中枢参与形成视觉感知反应和回馈的过程。视听反馈是常见的信息反馈方式，研究结果显示 80% 的信息是由视觉提供的。视觉的形成由视觉器官、视觉通路和多级视觉中枢参与，包括视觉信息反馈阶段和视觉信息处理阶段。视觉信息主要由作为感觉器官的眼睛产生，眼睛依靠折光成像机制与感受机制将视觉刺激转换为视神经信号。视觉信息的处理包括感觉和知觉两个部分，前者从视觉信息中获取目标的基本特征，如颜色、明暗、方位等；后者是获得视觉信息所具有的深层意义的过程，它使视觉主体能够理解视觉刺激的内容，从而指导主体所采取的行动（魏龙生，2011）。

对于听障儿童，通过视觉反馈进行唇读是他们与他人进行沟通交往的重要方式之一。唇读，也称为看话、读唇和视话，是指听障儿童利用视觉信息感知言语的一种特殊方式和技能。听障儿童通过观察说话人的口唇发音动作、肌肉活动及面部表情，形成连续的视觉、知觉，并与头脑中储存的词语表象相比较，进而理解说话人的内容。

2. 听觉信息反馈

听觉信息反馈是一条重要的信息输入渠道。听觉是指人对接收到的声音进行综合分析、理解、记忆的能力。听觉信息反馈是人类听觉的一个重要组成部分，包括声音听觉反馈能力，也属于人类听觉能力的一个重要部分。听觉信息反馈主要包含以下内容：声音听觉的四要素（即音高听觉、音长听觉、音强听觉、音色听觉），反馈声感的心理机制（包括声音的发音位置的形成、听觉系统的音域范围、从生理层面解释声音的共鸣腔体效果）（徐以中，2007）。

3. 触觉信息反馈

触觉信息反馈是一种常见的生物反馈，即用触觉传感器输出触觉信号。在触觉的感官通道中，力觉是少数能够具有双向信息传递功能的感官通道。力反馈技术作为感官再现技术的重要组成部分，可以辅助人体对 VR 环境和远端环境中周围力的感知。

6.3　多模态人机交互模型在听障儿童言语康复中的应用

研究表明，可视化的视听结合发音教学相对单独听觉或单独视觉的效果更显著，视听结合可以提高听障儿童对发音的内部、外部器官运动的理解，加强对发音器官的控制。因此，在言语康复训练中基于视觉、听觉反馈的三维会话头像虚拟教师可以帮助听障儿童直观地感受正常的发音过程，并且能够加深听障儿童在言语康复训练中的沉浸感、交互性、想象力。

但深入调查的结果显示，视听觉信号在人大脑中的通信传输是单向的，而力触觉反馈在执行力控制及运动控制时的信号通道皆为双向传输的，触觉反馈在对应的控制训练任务中能够提高相应的注意力及行为控制能力（王党校等，2018）。

因此，下面将以一种面向言语康复的多模态人机交互模型为例，来描述多模态人机交互在听障儿童言语康复训练中的应用。

6.3.1　多模态人机交互模型

该模型基于三维会话头像虚拟教师的视听觉反馈，加上触觉反馈的振动反馈、气流反馈装置及系统，通过多模态人机交互的方式来实现无人干预的自主康复训练，提高听障儿童言语康复的效率。面向言语康复的多模态人机交互模型工作原理（图6.2）在于：三维可视图像将人发音的图像信息、数据信息作为视觉反馈，反馈至计算机显示器上，计算机反馈至听障儿童。振动检测、特征值检测、驱动振动马达信号作为振动反馈，反馈至振动反馈装置，振动反馈装置将错误发音、需要声带发音振动的信息以马达振动的方式反馈给听障儿童，气流反馈装置及系统将听障儿童发音的气流状态进行反馈显示，从而实现多模态人机交互的言语康复训练。

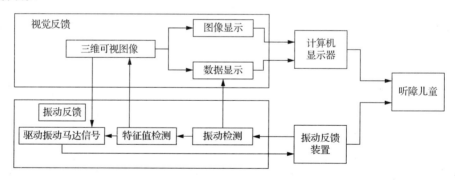

图6.2　面向言语康复的多模态人机交互模型工作原理

6.3.2　多模态人机交互言语康复训练系统

听障儿童听觉器官的损伤直接导致了其无法有效地通过听觉器官感知外界声音信息，间接地导致了其语言、认知能力的滞后。据调查，听障儿童的认知结构方面与听力正常的儿童相比，在知觉辨别、空间知觉、手眼协调等方面表现较好，但在记忆能力、思维抽象能力方面表现较弱（鲍永清，2000）。在将 23 名听障儿童与 23 名正常儿童对比的实验证明：听障儿童对句子发音和单词发音解码的任务中表现力能够优于正常儿童，但是单词的辨别上明显表现不佳（Lyxell and Holmberg，2011）。因此，在面向听障儿童言语康复训练系统中，应更加针对不同年龄的听障儿童认知发展特点，加强其对抽象概念理解能力的运用，从而对听障儿童在语言、认知两个方面进行康复训练。

1. 言语康复训练过程

听障儿童言语康复训练主要分为以下 3 个过程（黄昭鸣，2010）。

1）口部训练：该过程主要是帮助听障儿童对口部构音器官进行矫治，包括对口腔上腭、唇部、舌部等发音器官运动过程的训练。

2）发音训练：该过程对听障儿童发音进行学习训练，包括对声韵母、词语、语法、会话几个阶段的学习，从而帮助听障儿童学习正确发音。

3）语言理解能力评估：该过程主要包括对单字、词语、句子、短文进行评估，并诊断听障儿童的理解能力，进行有效的干预矫正措施。

2. 言语康复训练系统设计

对言语康复训练的设计及分类在国内外有多种方法。例如，Plant（1988）提出的 COMMtram（a communication training program for profoundly deaf adults，一项针对重度失聪成人的交流培训计划）训练系统依据听障者听力受损程度分为听觉训练、视听训练、言语发音训练 3 个阶段。陈雪清（2016）根据儿童听力损失程度和听力言语发育水平，将训练素材分为字词长短、声调辨别、元音辨别和辅音辨别 4 个难度，并且由于辅音训练是康复训练中难度较大的训练，将辅音训练进行了送气、不送气、发音方法、发音部位的训练词表内容的编制。

多模态人机交互模型的言语康复训练系统的设计原则是根据言语康复训练过程及对不同年龄层次的听障儿童言语、认知程度进行划分，满足以下几点原则。

（1）针对性

针对不同阶段的听障儿童应当具备不同使用功能，如三维会话头像的音视频能够帮助听障儿童进行口部训练、发音训练。语音评估系统能够帮助听障儿童与正常儿童进行评分，从而判断言语康复训练的效果。

（2）多通道反馈

通过多通道反馈增强系统有效性。例如，在口部训练中，三维会话头像会展示正确的发音过程，听障儿童可通过视频反馈的形式观察正确的发音动作，并进行模仿。在发音训练过程中，听障儿童可以通过音视频、振动反馈等辅助听障儿童了解正确发音。系统通过评分机制对听障儿童的语言理解能力进行反馈。

（3）交互体验性

听障儿童的抽象能力、逻辑思维能力较差，因此言语康复训练系统采用不同形式的表述方法增强系统的交互体验性，从而提高人机交互的自然性和高效性。

6.3.3　面向言语康复的多模态人机交互模型

面向言语康复的多模态人机交互模型（图6.3）是结合音频交互、视频交互、振动交互、气流反馈的多模态人机交互系统。该模型通过视频反馈、音频反馈、振动反馈多通道的信息反馈，融合可视语音合成技术与不可视语音技术及多模态技术的真实感三维会话头像模型，生成与语音同步的规范口型，以及各发声器官的正确位置，虚拟口腔的发音动作变化，以帮助听障儿童获得言语表达能力。

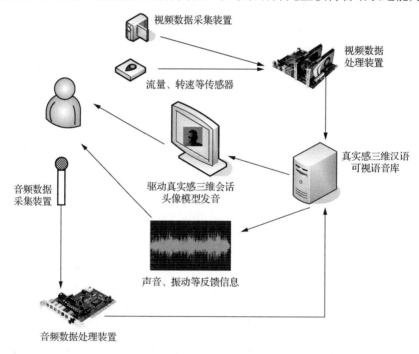

图6.3　面向言语康复的多模态人机交互模型

其中，多模态交互过程包括以下几个方面：①视觉反馈，包括三维会话头像模型（机—人），视频采集装置（人—机）；②音频反馈，包括同步播放声音及波形（机—人），音频采集装置（人—机）；③振动反馈，包括同步振动（机—人），振动的收集（人—机）；④气流反馈，包括模拟气流的流动过程（机—人），传感器收集说话时的气流流速、流向、压力等信息（人—机）。

面向言语康复的多模态康复系统包括：视频数据采集模块、视频数据处理模块，用于获取可视面部数据信息；语音数据采集模块、语音数据处理模块，用于获取语音数据信息；振动数据采集模块、信号数据处理模块、振动反馈模块，用于振动信息采集和反馈；同步处理模块、数据传输模块、数据显示模块，用于数据同步传输。图 6.4 为面向听障者的言语康复训练多模态人机交互模型组成。

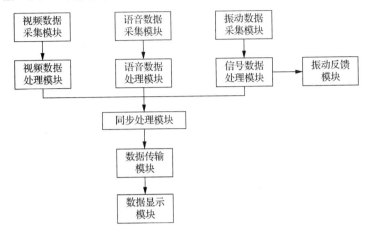

图 6.4　面向言语康复训练多模态人机交互模型组成

1）视频数据采集模块，用于采集说话人面部发音的运动数据。

2）视频数据处理模块，利用直方图均衡化技术将光照、背景等因素的影响表情图像的灰度的小范围区域进行外延扩展，加强像素灰度值的动态变化范围。同时，该模块采用 Haar-Like 特征值反映图像的灰度变化情况，对人类面部的主要特征（眼睛、鼻子、嘴巴等）的位置、大小、相对运动情况及其相互位置变化进行特征提取，从而达到处理发音时面部表情及唇部运动数据的目的。

3）语音数据采集模块，用于采集说话人发音的音频数据。

4）语音数据处理模块，用于转换语音信号模数形式、降低信号噪声、提取语音信号特征值。

5）振动数据采集模块，利用振动传感器进行振动检测，并将采集到的振波转变为电信号。

6）信号数据处理模块，用于将振动传感器转变的电信号进行模数转换、降低信号噪声、放大功率、提取振波的特征值。

7）振动反馈模块，用于将振波的特征值与标准振动数据库进行对比，判断是否驱动振动马达对错误发音进行反馈。

8）同步处理模块，用于将视频数据、语音数据、振波转至的电信号进行同步处理。

9）数据传输模块，用于传输同步处理的视频、音频、振动信息。

10）数据显示模块，用于显示说话人的音频、视频、振动的可视化信息，融合三维会话头像模拟发音过程及声带振动，将视频信息、语音信息、振动信息同步可视化。

6.4　多模态人机交互模型在听障儿童
言语康复中的应用效果

为测试面向言语康复的多模态人机交互模型的实用性，以及音频交互、视频交互、振动交互融合的多模态人机交互训练在言语康复训练中的使用效果，本节将进行多种方法验证。

6.4.1　言语康复训练内容对多模态人机交互方法的影响

在言语康复训练中，康复训练时间、训练内容、发音响度、清晰度、语速均为康复训练评价的基本评判标准。因此，本小节将对康复训练内容对系统影响程度进行评估。

1. 获取实验数据

选取 10 名 3～7 岁进行言语康复训练的听障儿童（5 名男生、5 名女生），要求他们接受传统言语康复训练时间相仿。这 10 名听障儿童佩戴振动反馈系统及装置，分别进行单字、词语、语句的言语康复训练，由语训师根据训练后发音效果进行评分，分值为 0～10 分。

2. 分析实验结果

图 6.5 显示，听障儿童在佩戴振动反馈系统及装置时，言语康复训练的单字训练的康复效果较好，对语句的训练效果较差。其评分结果主要受训练单字及语句影响。在单字训练中，听障儿童对元音的发音能力较强，对辅音的发音能力较弱，在语句训练中对长难句的发音效果相对较差。

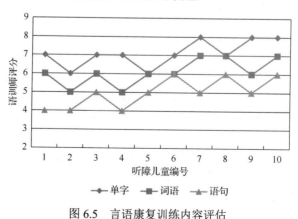

图 6.5　言语康复训练内容评估

6.4.2　各交互方式间的对比实验

现阶段面向听障儿童言语康复训练的方式有多种，为测试面向言语康复的多模态人机交互模型的效果，将分别对比传统语训师一对一言语康复训练、使用三维会话头像虚拟教师言语康复训练、使用振动反馈装置言语康复训练，以及融合三维会话头像虚拟教师的振动反馈系统的言语康复训练。

1. 获取实验数据

选取 40 名 3～7 岁进行言语康复训练的听障儿童（20 名男生、20 名女生）。对照组人员为 5 名男生、5 名女生，采用传统语训师一对一进行言语康复训练；实验组 1 人员为 5 名男生、5 名女生，采用三维会话头像虚拟教师进行言语康复训练；实验组 2 人员为 5 名男生、5 名女生，采用振动反馈装置进行言语康复训练；实验组 3 人员为 5 名男生、5 名女生，采用融合三维会话头像虚拟教师的振动反馈系统进行言语康复训练。实验内容均为相同的 10 句语句的言语康复训练，记录完成言语康复训练的时间。

2. 分析实验结果

图 6.6 显示，进行言语对照组的效果略高于其他康复训练方法；实验组 1 的效果相对其他训练方法用时较长；实验组 2 的效果居中，且根据听障儿童理解能力的不同，完成训练的时间波动性较大；实验组 3 的效果更接近对照组的效果。

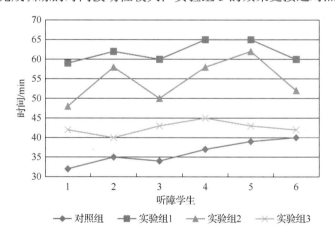

图 6.6　面向言语康复的多通道交互模式对比实验结果

得到上述实验结果的主要原因为：听障儿童对于单一通道交互的言语康复训练内容主观学习意识不强，抽象思维理解能力不强，注意力易分散。在多种使用效果中，单一振动反馈的使用效果相对较差，音视频使用效果居中但对不同人的使用效果差别较大，多模态人机交互的使用效果相对较易被听障儿童适应。

6.4.3　一对 *N* 训练模式下各多通道交互模式的对比实验

听障儿童数量庞大，在进行言语康复训练时会出现一位语训师同时指导 *N* 名听障儿童的现象。为测试在一对 *N* 训练模式下各多通道交互模式下的对比情况，本小节分别采取传统语训师一对一言语康复训练、使用三维会话头像虚拟教师言语康复训练、使用振动反馈装置言语康复训练，以及融合三维会话头像虚拟教师的振动反馈系统言语康复训练，测试各个训练模式下对不同数量听障儿童的使用情况。

1. 获取实验数据

选取 40 名 3～7 岁康复训练听障儿童（20 名男生、20 名女生）。对照组人员为 5 名男生、5 名女生，采用传统语训师一对一进行言语康复训练；实验组 1 人员为 5 名男生、5 名女生，采用三维会话头像虚拟教师进行言语康复训练；实验组 2 人员为 5 名男生、5 名女生，采用振动反馈装置进行言语康复训练；实验组 3 人员为 5 名男生、5 名女生，采用融合三维会话头像虚拟教师的振动反馈系统进行言语康复训练。实验内容为 10 句语句，分别将康复训练人数按男女生交替叠加方式增加，记录各康复训练方式所需时间。

2. 分析实验结果

图 6.7 显示，对照组的时间根据训练人数的增加而逐步递增，其他训练方式受实验人数的影响较小；实验组 3 在 5 人时言语康复训练效果近似于对照组；实验组 2 在 6～7 人时言语康复训练效果近似于对照组；实验组 1 在 8～9 人时言语康复训练效果近似于对照组。其主要原因在于传统的言语康复训练是一对一或一对多的训练模式，因此在对多名听障儿童的言语训练所需的时间是叠加的，而采用系统设备的训练系统在时间上较占优势。

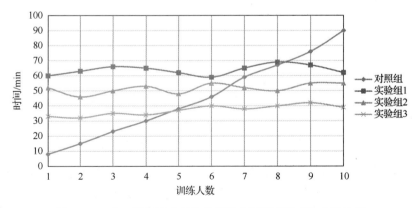

图 6.7　一对 *N* 训练模式下各多通道交互模式的对比实验结果

6.4.4　不同年龄阶段的听障儿童对系统的使用效果

由于听障儿童在每个年龄段的认知程度不同,对系统使用的效果也有所差别,为验证年龄对言语康复训练的影响,我们将选取不同年龄的听障儿童对系统进行评分。

1. 获取实验数据

选取 2~3 岁康复训练听障儿童 16 名（8 名男生、8 名女生）；3~7 岁康复训练听障儿童 16 名（8 名男生、8 名女生）；7~12 岁康复训练听障儿童 16 名（8 名男生、8 名女生）。各组听障儿童在言语康复训练中分别进行 10 句短语训练。在各年龄段,分别选用 4 名男生、4 名女生,采用传统语训师一对一进行言语康复训练,另外 4 名男生、4 名女生,采用佩戴振动反馈装置的言语康复训练系统进行康复训练。

2. 分析实验结果

如图 6.8 和图 6.9 所示,各个年龄阶段的听障儿童对于相同的言语康复训练系统的使用效果不同。其主要原因在于,3~7 岁的听障儿童由于其自身行为、心理认知能力属于上升阶段,对外界实物的学习能力较强,使用佩戴振动反馈装置的言语康复训练系统的效果较为明显;7~12 岁的听障儿童的认知能力较为成型,但抽象思维能力较强,因此使用言语康复训练的效果略微明显,2~3 岁年龄的听障儿童由于其言语、行为、心理认知能力刚刚成型,因此使用言语康复训练系统的效果相对较弱。

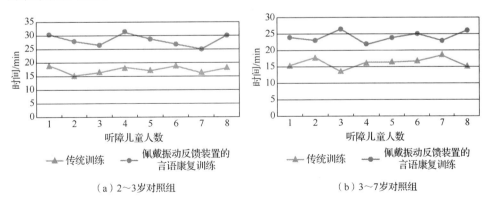

图 6.8　各年龄康复训练时间

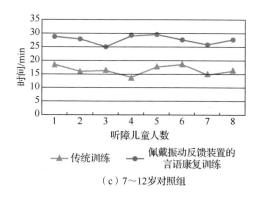

（c）7～12岁对照组

图 6.8（续）

	2～3岁	3～7岁	7～12岁
■传统训练	17.25	16.25	16.625
■佩戴系统	28.25	24.125	27.875

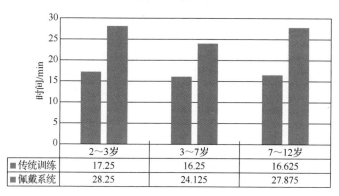

图 6.9　各个年龄段康复训练时间平均值对比

6.4.5　用户体验分析

为了解面向言语康复的多模态人机交互模型能否得到听障儿童的认可，本章将从趣味性、实用性、满意程度 3 个方面对传统语训师一对一进行言语康复训练（对照组）、使用三维会话头像虚拟教师进行言语康复训练（实验组 1）、使用振动反馈装置进行言语康复训练（实验组 2），以及融合三维会话头像虚拟教师的振动反馈系统（实验组 3）进行言语康复训练对比打分，实验结果如图 6.10 所示。

1. 获取实验数据

选取 10 名 3～7 岁康复训练听障儿童（5 名男生、5 名女生），以及 5 名语训师，对 4 种言语康复训练方式进行评估，分别从趣味性、实用性、满意程度 3 个方面进行效果打分，取平均值。

2. 分析实验结果

图 6.10 显示，在对系统趣味性评估中，融合三维会话头像虚拟教师的振动反

馈系统（实验组 3）评分略高，较受听障儿童喜爱；在对系统实用性的评估中，传统语训师一对一进行言语康复训练（对照组）评分较高，听障儿童对传统训练中语训师的依赖程度略高；在对系统满意度评估中，融合三维会话头像虚拟教师的振动反馈系统（实验组 3）更能接近于传统语训师一对一进行言语康复训练（对照组）的满意效果。

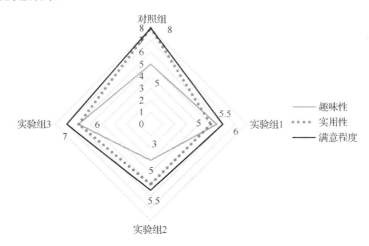

图 6.10　用户满意度调查问卷结果

6.4.6　实验结果及分析

　　面向言语康复训练的多模态人机交互模型是将音频交互、视频交互、振动交互的多模态人机交互系统，该系统在基于三维会话头像虚拟教师的视听反馈的基础上，加入振动反馈装置及辅助系统，帮助听障儿童在学习发音的过程中感知声带振动，进而跟随振动装置学习发音中的正确声带振动频率及振幅，从而引导其声带正确地振动发音。对系统进行实验评估的结果显示，各年龄阶段的听障儿童使用效果均有不同。该系统受到听障儿童的喜爱，能够更接近于传统语训师一对一进行言语康复训练的效果，在对多名听障儿童同时进行康复训练时其使用效率可明显高于传统语训师一对一进行言语康复训练。因此，该面向言语康复的多模态人机交互模型对提高听障儿童言语康复训练的效率有显著效果。

6.5　本 章 小 结

　　本章简要介绍了多模态人机交互的相关概念，分别介绍了多模态交互信息输入过程、多模态交互信息融合和处理的方法、多模态交互信息反馈的形式。同时，通过以面向言语康复训练的多模态人机交互模型为例，验证多模态人机交互在言语康复训练系统中的应用，该方法通过在听障儿童言语康复训练时佩戴振动反馈系统及装置，辅助听障儿童在学习发音的过程中感知声带振动，进而跟随振动装置学习发音中的正确声带振动频率及振幅，在结合三维会话头像虚拟教师实现音频交互、视频交互、振动交互的多模态人机交互训练，从而实现真正意义的无人干预的自主发音康复训练。最后通过言语康复训练内容对多模态人机交互方法影响、各交互模式间对比实验、一对 N 训练模式下各多通道交互模式的对比实验、不同年龄阶段的听障儿童对系统使用效果、用户体验分析等多方面进行相关验证，验证结果显示面向言语康复的多模态人机交互系统能够从言语康复、认知康复两个方面对听障儿童进行言语康复训练，训练效果对比其他模式的使用效果更好，更能接近于传统语训师的效果，该方法对提高听障儿童言语康复训练的效率有显著效果。

参 考 文 献

鲍永清，2000. 聋儿与听力正常儿童的智力测验的比较研究[J]. 中国特殊教育（5）：22-24.

陈雪清，2016. 3～6 岁听力障碍儿童听觉言语康复效果评估方法[J]. 中国听力语言康复科学杂志，14（4）：241-246.

黄朝殿，陈辉，彭晓兰，等，2016. 实物交互在言语康复训练中的应用[J]. 计算机辅助设计与图形学学报，28（9）：1560-1570.

黄昭鸣，2010. 语言康复训练实用手册[M]. 上海：华东师范大学出版社.

刘晓千，燕楠，王岚，2013. 一种应用虚拟发音头像的普通话聋儿言语康复系统[J]. 集成技术（4）：68-73.

卢思羽，2016. 基于多模态人机交互的虚拟乐器演奏系统研发[D]. 武汉：华中师范大学.

王党校，郑一磊，李腾，等，2018. 面向人类智能增强的多模态人机交互[J]. 中国科学：信息科学（4）：449-465.

魏龙生，2011. 视觉信息处理中注意机制计算模型研究[D]. 武汉：华中科技大学.

吴昊，2016. 基于眼电与运动想象多模态人机交互系统研究[D]. 重庆：重庆大学.

徐以中，2007. 语音听觉反馈对言语发声的影响：基于汉语和日语的实验比较研究[D]. 杭州：浙江大学.

叶挺，2009. 基于任务分析的指挥空间多通道交互方法研究[D]. 长沙：国防科学技术大学.

ATREY P K, HOSSAIN M A, SADDIK A E, 2010. Multimodal fusion for multimedia analysis: a survey[J]. Multimedia systems, 16(6): 345-379.

BÄLTER O, ENGWALL O, ÖATER A M, et al., 2005. Wizard-of-Oz test of ARTUR: a computer-based speech training system with articulation correction [C] // Proceedings of the 7th international ACM SIGACCESS conference on computers and accessibility. Baltimore:ACM: 36-43.

CECOTTI H, 2016. A multimodal gaze-controlled virtual keyboard[J]. IEEE transactions on human-machine systems, 46(4): 601-606.

FOLGHERAITER M, DE G J, BONGARDT B, 2014. Bio-inspired control of an arm exoskeleton joint with active-compliant actuation system[J].Applied bionics and biomechanics, 6(2): 193-204.

LYXELL B, HOLMBERG I, 2011. Visual speechreading and cognitive performance in hearing-impaired and normal hearing children (11～14 years)[J]. British journal of educational psychology, 70(4): 505-518.

PLANT G, 1988. Speechreading with tactile supplements[J].Volta review, 90(5): 149-160.

ROZADO D, NIU J, LOCHNER M, 2017. Fast human-computer interaction by combining gaze pointing and face gestures[J]. ACM transactions on accessible computing, 10(3): 1-18.

YANG S, GUAN Y P, 2018. Audio-visual perception based multimodal human-computer interaction[J]. Journal of engineering (4): 190-198.

第 2 篇　基于多模态人机交互的听障学生融合教育无障碍支撑体系

第 7 章　基于多模态人机交互的听障学生融合教育课堂无障碍体系研究

　　人类是通过视觉、听觉、触觉、嗅觉和味觉这 5 种感官来感知世界的。我们将通过各种器官的感官渠道与外界直接的互动方式称为交际模态，即视觉模态、听觉模态、触觉模态、嗅觉模态和味觉模态。在教学过程中，利用多种渠道、多种教学手段来调动学生的多种感官协同运作，以达到加深印象、强化记忆的目的的教学方法，即视听动触多模态教学模式。因此，根据多模态类型将学生的学习类型进行分类，即为视觉学习型学生、听觉学习型学生、触觉学习型学生、嗅觉学习型学生和味觉学习型学生。

　　融合教育课堂的听障学生主要是视觉学习型学生及听觉学习型学生，通过视觉采集教师说话时的唇语、听觉采集教师言语信息两种方式获取信息反馈，但在融合教育课堂中，存在教师授课声音传输减弱、噪声干扰及听障学生无法准确采集教师面部表情及唇部运动等问题，致使听障学生无法清晰准确地获取教师授课信息，导致教学质量下降。为解决上述问题我们将多模态人机交互技术引入听障学生的融合教育课堂之中，建立听障学生教学无障碍课堂辅助系统，实时捕捉授课教师授课信息、面部表情及唇部运动，实现在课堂上的同步传输，来帮助听障学生获取教学信息的反馈，从而帮助听障学生更好地融入融合教育课堂，有助于他们的身心发展和适应社会的需求。

7.1　多模态人机交互在融合教学中的应用

　　将多模态人机交互技术应用于教学之中是基于多模态教学模式上的技术创新手段，因此本章将对多模态教学模式及多模态人机交互在教学中的应用进行概述。

7.1.1　多模态教学模式

　　我国的教育模式在不断地探索创新，近年来发展得尤为突出的是视听动触多模态教学法。该教学法是利用多个渠道的多种教学手段调动学习者多种感官协同作用，从而达到强化学生记忆的目的。相比传统教学模式总以教师讲授为单一线性模式的教育方法，多模态教学能够加强多个感官间的并用，通过不同媒介将教师资源融入教学过程之中，激发学生多层次的想象力。多模态的人机交互方式在教学中的应用就是结合了多模态教学模式中的多种模式信息交互，使各模式发挥自己的优势，综合利用人的多种行为方式来完成信息的采集，从而准确地表达用户的意图，更好地完成人与计算机的交互过程。

多模态教学在教学中的应用中常见的表示形式有语言、图像两种，分别通过听觉、视觉进行信息的反馈，并且据调查显示图像的视觉反馈是更快捷的意义构建模式，图像比言语更加能吸引学生的注意力。因此，现阶段的多模态的人机交互方式也主要选择音频反馈、视频反馈来进行人机交互。

7.1.2　多模态人机交互在融合教学中的应用

我国对多模态人机交互在授课系统中的应用的调查研究已经较为深入，如西安电子科技大学的丁小玲（2015）研究并设计了一种基于多模态交互的授课系统，利用手势交互、语音交互、手写交互等多通道交互模式，以一种全新的授课方式来完成授课的全过程。刘国强等（2014）设计了一种基于多模态人机交互技术的教学辅助系统，通过捕捉操作者发出的语言及肢体语言进行分析，再由视频及音频来反映操作者的操作意愿，实现多模态人机交互在教学系统中的辅助作用。李菁菁（2012）以多模态话语理论为框架，结合大学英语课堂教学实践，探讨多模态大学英语课堂教学设计的可行性方案。

但上述多模态人机交互系统都是针对普通院校设计的，并非针对融合教育。融合教育与其区别在于：融合教育的核心在于促进所有学生的发展，从群体的角度来讲，融合教育的对象是听障学生与普通学生两个群体，教育要保证两者之间的"双赢"；从个体的角度来讲，听障学生与普通学生都需要因材施教，融合教育更加强调在一体化教育安置场域中根据个别差异和特殊需要因材施教的主要思想。在我国，针对多模态人机交互在融合教学中的应用的研究才刚刚起步。

7.2　融合教育课堂现存问题

融合教育在中国基础研究领域获得了本土化的发展，主要采用的是普通高校和高等特殊教育学院并行的教育方式，并且在相当长的时间中探索适用中国国情和残障人本质特征及多样化发展的教育方式。在现阶段融合教育还存在各种问题，如融合课堂教师的融合知识与技术不足、以融合理念为指导的教学实践不够（孙锋，2018）。

在对融合教育学生在融合教育课堂中所存在的问题研究的过程中我们发现，接受融合教育的学生的成绩普遍偏低，以长春大学在读大学生某科期末考试成绩为例，2016 级某专业共 80 名大学生，其中 4 名融合教育听障学生仅有 1 人通过考试，2017 级某专业共 105 人，其中 6 名融合教育听障学生无人通过考试，2017 级另一专业共 214 人，其中 5 名融合教育听障学生无人通过考试。在深入调查中，我们发现，在融合教育中计算机教学存在以下问题。

1. 融合教学教师授课方式不足

融合教育课堂中教师水平直接影响融合教育的教学效果，普通专业教师不具备特殊教育专业的背景，而融合教育的教学方式又不能完全照搬普通教育的教学方式，两者间的矛盾无法相互平衡，导致现阶段融合课堂无法实现因人而异、照顾个别差异的教学。

2. 教学模式、考核方式单一

融合教育刚刚起步，教师以融合理念为指导的教学实践不够，无法满足融合教育学生的需求，计算机科学作为一门专业性较强的学科，增加了听障学生在融合课堂的学习困难，这不仅因为专业本身的专业性，还因为听障学生在高中阶段所学习的课程较普通，高中阶段课程的难度低、内容少，使听障学生的学习基础较为薄弱。因此，融合教育也应当考虑个体间的学术差异，根据个别差异和特殊需要进行教学。

3. 教学课堂信息采集方式不同

视觉、听觉是普通学生收集教师授课信息的主要方式，仅凭接收到授课教师的声音及板书就可以接收授课内容，而听障学生就有所不同，他们更需要视觉语言的手语、唇语加以辅助，因此就会导致在捕捉不到授课教师面部信息或外界存在声音干扰时，听障学生接收不到完整的信息内容。在普通授课中，授课教师低头、写板书、面部遮挡都会影响听障学生对面部信息的视觉捕捉，而教室其他同学发出的噪声也会影响听障学生对声音信息的采集。计算机教学与其他教学形式有所不同，更需要进入计算机教室进行实际操作，在这种情况下，听障学生很难捕捉到教师的授课信息，对一部分听障学生来讲，就是在看教师远程操作的无声动画。因此，在融合教育中应当考虑加强特殊教育资源中心的建设，强化无障碍课堂环境的建设。

7.3　听障学生融合教育课堂无障碍系统

针对上述融合教育课堂存在的问题，本章针对听障学生在教学课堂信息采集方式的不同，提出一种听障学生融合教育课堂无障碍系统。该系统通过多模态人机交互的方式采集融合教育课堂中授课教师的言语音频信息、教师面部表情的唇部信息及演示课件的图像文字信息，实现音频、视频、图像文字同步采集、实时传输的多模态人机交互系统。

课堂辅助系统的优势在于准确性、同步性、可视性。一般融合教育的课堂空间较大，不同授课教师说话的声音也高低有别，声音在传播过程中逐渐减弱，听障学生即使带着人工耳蜗，他的听课效率也很低，此外课堂中还存在外界噪声的干扰，仅仅依靠调节教师授课音量的效果微乎其微，声音传到听障学生耳朵里的声音质量参差不齐。因此，通过听障学生融合教育课堂无障碍系统能够弥补听障学生的听力缺陷，听障学生能够通过可视终端观察授课教师的唇形和听取经过除噪后的声音。而且，此系统有助于听障学生课后复习巩固，更好地吸收知识，让他们能够提升自身能力，更全面地发展。

听障学生融合教育课堂无障碍系统集流媒体技术、文件存储技术、人脸识别技术、多线程技术于一身，在分析研究实时视频的基础上，重点研发对于教师授课时唇形的捕获、辅助听障学生学习的新方法。该系统的技术优势有以下 4 点。

1）采用标准的 C/S 结构，授课教师通过头戴式有线摄像机与外置麦克风对视频及音频进行采集，利用远程桌面、电子白板功能进行辅助教学。

2）学生可利用 Windows 操作系统下的平板电脑直接在局域网内接收采集画面，还可直接观看教师远程桌面。

3）提供单方面的一个方向的通道，即教师一方说话，另一方的听障学生可通过佩戴耳机接收授课教师的声音。

4）由于听障学生需要佩戴人工耳蜗，微弱的噪声、回声等会对他们造成困扰。考虑到上述问题，我们选择拟搭建低延迟、外界噪声小、声音顺畅、没有延迟与卡顿现象、没有回音的融合教育课堂辅助教学平台。

目前国内课件的资源主要适用于普通学生，而针对听障学生的特殊情况来设计的课件较为稀缺，且课件质量参差不齐，课件的使用效果还需不断验证和完善。因此，本节在阅读了国内外的研究文献的基础上，归纳出针对听障学生学习的理论与技术基础，并分析了听障学生的生理及心理状态，找出了听障学生学习过程中的问题，从思维认知的角度出发，开发出适用于听障学生融合课堂辅助系统（肖瑞雪和郑权，2013）。

7.3.1　听障学生融合教育课堂无障碍系统工作流程及系统框架

1. 系统工作流程

听障学生融合教育课堂无障碍系统功能展示图如图 7.1 所示，包括用户管理、实时课堂、视频点播、课堂辅导、课程讨论和课程管理。

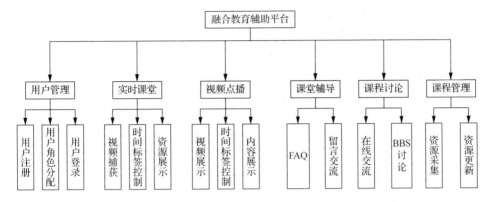

图 7.1　听障学生融合教育课堂无障碍系统功能展示图

听障学生融合教育课堂无障碍系统工作流程如图 7.2 所示。系统由教师端、学生端、管理员端 3 个组成部分，教师端能够实现教师个人信息管理、录制课程教学、课程资源管理、在线交流等功能；学生端能够实现学生个人信息管理、直播教学学习、视频点播学习、学习交流等功能；管理员端能对系统平台进行用户信息管理、课程资源更新、系统维护完善等功能。

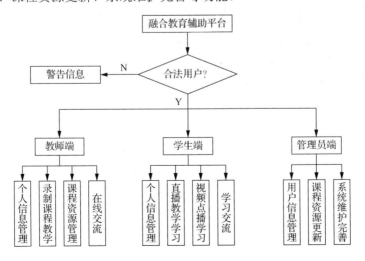

图 7.2　听障学生融合教育课堂无障碍系统工作流程

系统工作流程具体如下：

首先，连接局域网，然后打开服务端，同时启动桌面教师端。启用教师端的同时，教师端会自动分配教师端口，以供学生端进行连接，如图 7.3 所示。

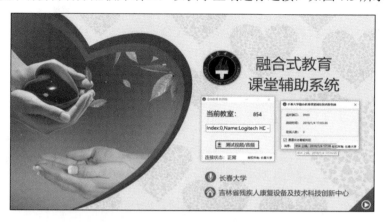

图 7.3　融合式教育课堂辅助系统服务端和桌面教师端

其次，当学生收到教师提供的端口信息时，便可打开学生端系统。输入需要连接的桌面教师端端口及视频教师端端口，学生便可对教师讲解内容进行录屏、暂停、停止等各种操作，如图 7.4 所示。

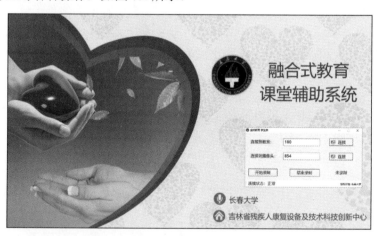

图 7.4　融合式教育课堂辅助系统学生端

最后，学生在学生端系统连接上教师端桌面和教师摄像头以后，可对教师端桌面的内容和摄像内容进行观看，如图 7.5 所示。

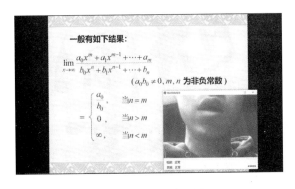

图 7.5　学生端效果图

2. 系统整体框架

课堂辅助系统主体模块如图 7.6 所示。课堂辅助
系统主体模块分为 6 部分：视频模块、音频模块、
视频存储模块、音频存储模块、同步处理模块及显
示模块。

视频模块：主要对视频图像进行采集、处理、
封装、解压的一系列过程。

音频模块：主要对音频数据（即授课教师的声
音）进行采集、除噪、封装、解压的一系列过程。

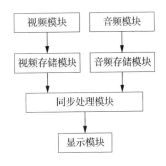

图 7.6　课堂辅助系统主体模块

视/音频存储模块：对采集的图像、声音进行上传、存储，使听障学生能够进
行课后复习，视频重现。

同步处理模块：将视频、音频进行同步，使授课教师的声音和图形进行完美
的结合，避免图像迟缓和声音无法同步衔接的现象。

显示模块：听障学生通过 PC 端或者移动智能终端接收流媒体数据的过程。

7.3.2　听障学生融合教育课堂无障碍系统的技术

在听障学生融合教育课堂无障碍系统中，采用视频、图像、音频、文字等多
模态人机交互的方式，在视频、音频、图像、文字多模态人机交互中，我们要用
到视频处理、图像处理、流媒体技术、视频流设计及封装技术、视频图像处理等
多项计算机技术。本章用到的多种现代计算机技术相结合的多模态人机交互可以
从多个角度解决听障学生融合教育的难题，帮助听障学生在融合教育的环境下更
好地学习与发展。

1. 视频处理技术

听障学生课堂辅助系统是软件与硬件的结合，该系统使听障学生能够在融合课堂上完全听懂授课教师的内容，下面对课堂辅助系统视频模块（图 7.7）进行解析：视频数据采集单元用于采集说话人面部运动特征数据，实时捕捉教师上课的唇形变化；视频数据存储单元是用来存储视频数据的；视频识别处理单元可用于视频数据传输、视频数据接收、视频数据处理；视频集成单元是将授课教师的所有信息进行同步化存储；数据传输集成单元用于将已同步的信息实时不间断地进行传递；数据存储单元用于将已获取的音频、视频、文字信息进行存储；数据获取模块包括视频提取单元、协议分析单元、媒体解码单元、用户管理单元，对已存储的信息进行提取；数据播放单元用于对资源存储模块中存储的音频、视频、文字信息按照各协议划分进行播放；显示单元用于显示说话人音频、视频、文字可视化信息（赵剑，2018），从而形成多模态人机交互的方式。

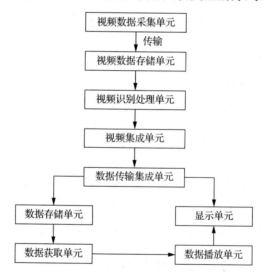

图 7.7　视频模块实现框架图

2. 图像处理技术

（1）图像预处理技术

在获取人脸图像时受光照、人脸图像背景复杂性、饰品及人体自身的运动环境等多种因素的干扰，识别系统存在计算时间长、难以计算及识别率低等问题，因此对获取的人脸图像先进行预处理就显得尤为重要。图像预处理随着模式识别技术的发展，已经成为非常成熟的技术。目前在人脸表情识别领域需要的预处理技术有降噪、几何归一化、灰度变换、直方图均衡化等。

但在实际的图像中，光照、背景等因素的影响，表情图像的灰度主要集中在某个较小的范围内，不利于局部特征的提取，直方图均衡化能很好地解决这个问题，它把集中在某个小区域内的灰度位进行外延扩展，这就大大增强像素灰度值的动态变化范围，使图像整体对比度得到了很大的提高。

（2）图像光照处理

在利用摄像头采集图像时，由于应用场景的不断变化，提取人脸图像具有较大的差异，而这种差异对检测识别结果的影响较大。有实验表明：在人脸识别系统中，在不同光照条件下，同一个人的人脸图像差异大于相同光照条件下不同人脸图像的差异（Moses et al.，1994），所以在人脸检测和识别之前，根据检测到的图像光照情况，进行光照预处理是不可或缺的。在人脸识别技术发展的前期，通常使用统计分类匹配法处理光照问题，首先统计采样的人脸样本，其次对不同光照的图像分类，最后在人脸匹配识别阶段，依据图像光照的分类情况，完成人脸匹配识别，但该方法需要采集大量的样本进行分析，数据量庞大而导致算法的复杂度较高，导致整体人脸识别系统的性能较低。近年来，研究人员经过努力研究，提出了直方图均衡化方法，高效地解决了不同光照条件对人脸检测与人脸识别效果影响较大的问题。

直方图均衡化是将输入的原始灰度图像的直方图特征经过函数的非线性变换后，使图像直方图分布得更加均匀，从而降低光照对图像的影响（龚声蓉等，2006）。该方法能够简单有效地对灰度图像进行预处理，减少了图像特征提取过程中光照对其的影响，因此被广泛地应用于图像光照预处理。经过直方图均衡化处理后的图像与原始图像相比，有效地增强了图像的特征信息，同时增强了图像的对比度，更加利于图像的检测、分类及识别等操作。

（3）图像的去噪处理

经过采集设备获取的原始图像或经过处理后的图像中，均包含许多噪声，包括产生于信道和扫描时与输入图像没有关联的加性噪声、图像传送过程中产生的乘性噪声、由元件内部构造而造成的高斯噪声、在分割图像的过程中可能产生的椒盐噪声、图像量化过程中传输设备接收端可能产生的量化噪声等。这些噪声会降低图像的质量，影响人脸检测和识别效率。所以消除图像中的各种噪声变得尤为关键。图像主要分为高频域部分和低频域部分，需要获取的图像信息主要分布在低频域部分，为了去除高频域部分的噪声，可以采用低通滤波法进行处理，得到良好的图像信息。

1）均值滤波。均值滤波属于典型的线性窗口滤波，主要利用邻域平均法对图像去噪。给定一个模板，利用模板除去中心像素后，剩余的像素点平均灰度值，替代模板中心点像素的灰度值。均值滤波对图像去噪不能很好地保护图像的细节特征，破坏了其部分特征，去噪效果不好。

2）高斯滤波。高斯滤波属于线性平滑滤波方法，特别适合用于过滤图像的高斯噪声。高斯滤波主要利用加权再求平均的方法进行去噪处理。图像中每一个像素点的值都是由周围像素值经过加权再平均后所得，权值由像素与像素之间的距离决定。因为高斯滤波主要是在邻域内进行卷积运算，所以能够较好地保留图像的边缘特征。

3）中值滤波。中值滤波属于非线性的窗口滤波，其将某一点的灰度值更新为该点邻域内所有像素点灰度值的中值。该方法能够有效抑制噪声，去除单独的噪声。通过分析可知，本章中待处理图像的噪声类型主要为椒盐噪声和高斯噪声，在消除椒盐噪声时，经过中值滤波处理后的图像轮廓比较清晰，较其他两种滤波方法的去噪效果更为明显；在去除图像中的高斯噪声时，高斯滤波的效果更为明显（张晓兵，2018）。所以本章选择用高斯滤波和中值滤波对图像进行去噪处理。

3. 人脸检测方法

（1）基于肤色的人脸检测方法

肤色是人脸的一个重要特征，面部其他器官的细微变化不会影响肤色，且不会随着人脸表情、人脸偏转角度及人脸图像的尺度变化而变化，属于稳定性较强的特征。利用肤色与大多数背景物体颜色的差异，可以高效地获取图像中存在的人脸。通常人脸主要分为白种人肤色、黄种人肤色及黑种人肤色 3 种，传统的颜色空间无法很好地描述肤色信息。但经过研究发现，在一定的颜色空间下，肤色在色度上具有较好的聚类属性，其主要差异体现在亮度上，所以需要对原始图像进行颜色空间转换，再建立合适的肤色模型来描述面部肤色特征，以便将肤色与非肤色区域分开。

杨国林等（2013）对基于肤色的人脸检测及相关技术进行了深入研究，并分析了该技术未来的发展方向；华晓彬等（2016）利用肤色在颜色空间具有良好的聚类性这一特性，建立肤色正态分布模型，完成不同类型的人脸分割。

（2）基于几何特征的人脸检测方法

基于几何特征的人脸检测方法主要依据面部中主要器官的对称性及各个器官特征之间的相对位置几何关系来完成人脸检测。该方法主要分为基于先验知识和基于模板匹配的人脸检测方法。基于先验知识的人脸检测方法的主要思想是利用前辈研究总结的先验知识，分析待检测图像中是否存在人脸。利用人脸五官的一些基本规律，如五官与人脸其他部位的像素值不同，眼睛的形状和对称性，鼻子、嘴巴和双眼中点的连线在一条直线上等。通过这些几何关系建立准则，获取待检测图像中的人脸。基于模板匹配的人脸检测方法，首先采集大量的人脸图像，构造标准人脸模板库，利用模板中的参数来描述人脸全局和局部特征，度量图像中待检测区域的特征与标准模板的相似度，从而进行人脸检测。当相似度大于预先通过实验得到的阈值时，该区域存在人脸，否则该区域不存在人脸。该方法虽然容易实现，但标准模板的准则固定单一，不能有效地解决不同人脸姿态、大小及形状等问题。而弹性模板能够很好地解决该问题，其主要原理是，在建立标准人脸模型时，将面部器官（人眼、鼻子等）的尺寸、位置、角度等特征的参数设置为可变参数，可以依据待检测图像的具体情况更新模板的参数，最后利用修正后的模板与待检测图像进行对比，从而获取人脸图像。该方法虽然能够减少光照变化、表情变化等外界因素的干扰，提高人脸检测的准确性，但是检测速度较慢，不利于对图像中的人脸进行实时检测。

（3）基于统计理论的人脸检测方法

基于统计理论的人脸检测方法主要利用统计学中模式识别进行人脸检测。首先提取人脸样本和非人脸样本各自的特征，再结合分类算法，经过学习训练得到人脸分类器，最后利用该分类器标记人脸区域，并分割截取人脸图像。该方法主要包括基于人工神经网络和基于支持向量机（support vector machine，SVM）的方法。基于人工神经网络方法的主要思想是利用人脸特征信息，训练得到一个网络模型，利用模型结构和参数来描述人脸图像。因为人工神经网络方法能够很好地解决一些复杂的难以模拟的问题，所以该方法在人脸检测领域得到了广泛使用。基于支持向量机方法的主要思想是：利用该方法对待检测图像中所有的"人脸"和"非人脸"检测子窗口进行分类，在利用大量的样本图像训练分类器的过程中，寻到关键支持向量能够优化人脸检测的效果。

4. 人脸特征提取方法

（1）基于几何特征的方法

基于几何特征的方法主要是对脸部主要器官的外形特征和它们之间的结构关系进行几何描述，并将此作为对整个人脸特征的描述。在处理庞大的人脸数据时，该方法对特征点标记及特征点间距离的计算不够高效，实时性较低。另外，人脸的几何特征会随着表情的变化而变化，影响最终的识别率。

（2）基于模板匹配的方法

模板匹配方法主要是通过分析人脸的灰度值特征与纹理特征等，将人脸数据库中的模板作为标准参照，匹配时对参照物及待测人脸比较、分析其相似度，进而达到分类识别的目的。

（3）基于神经网络的方法

神经网络的原理是模拟人体大脑的神经网络进行学习，提取人脸特征并完成人脸的分类匹配识别。该方法既可以用于获取人脸特征，又可以用于对提取好的特征进行分类匹配。但是，由于神经网络中的参数较多，且目前未达到最优化，需要较大数量的训练样本集和较多实验分析才可能达到比较好的识别效果。

（4）基于子空间学习的方法

科研人员在对提取人脸特征研究的过程，为了得到人脸的表观描述且这种描述在模式变形中具有良好的稳健性，提出了如灰度特征、DCT、小波变换等方法，这些特征数据维数太大，且特征数据存在过多的冗余信息，不利于直接用于分类识别。基于子空间学习的方法是为了找到一个映射变换，将高维数据压缩到低维空间，尽可能使用较低维数据细致地描述原始图像，最大限度地减少计算量。

张仁霖（2016）分析研究了基于子空间学习方法中主成分分析法和线性判别分析法的基本思想及各自的优缺点。谢晋和陈延东（2016）提出一种基于 Cost-Sensitive 主成分分析方法，使人脸识别结果更加准确。刘海媚（2015）针对方向边缘幅值模式，忽略了块与块之间的像素问题，提出一种基于方向边缘幅值的尺度块 LBP（local binary pattern，局部二值模式）人脸识别方法。

5. 特征分类算法

（1）支持向量机算法

支持向量机算法的基本思想是将原始低维特征数据映射到高维空间，通过结构风险最小化，将原来的非线性问题转化为线性问题，通过构造一个线性超平面完成线性分类。原始低维样本映射到高维空间中，维度过高，可能导致"维数灾难"，支持向量机算法则利用核函数线性学习，不但避免了"维数灾难"，而且有效地降低了计算复杂度。支持向量机算法一般用于解决数据的二分类问题。

（2）K 近邻分类器算法

最近邻分类器算法主要通过对比待分类样本特征向量与已知训练样本特征向量，完成对样本的分类匹配。K 近邻分类器算法是在最近邻分类器算法的基础上演化而来的，通过分析统计与待处理样本相近的 K 个已知样本的类别，从而完成对样本的分类匹配。K 邻近分类器算法简单、易实现，降低了不同数据特征对分类结果的影响，但是该方法对训练数据过于依赖，导致计算量大、数据分类的实时性较差。

（3）神经网络算法

神经网络算法通过多个较弱的神经网络分类器组成一个较强分类器。该算法针对输入的特征不同，可以选择合适的神经网络分类算法，完成数据的分类匹配。

6. 局部特征

人脸表情的变化主要集中在几个主要的器官上，本章将这些特征看成相互独立的特征元素进行提取，而表情识别的难点在于准确而又高效地提取这些人脸表情特征。特征向量提取与特征向量的选择直接影响系统的识别效果，人脸各种表情的变化主要在局部细节变化上，各种表情表现在各个特征点上的运动差别不是很大，如嘴巴张开并不代表大笑，还有可能是哭或者是惊讶等，这些给表情识别的研究带来了很大的困难。但经过研究发现，在人脸灰度图像中梯度发生急剧变化的区域通常是人脸的局部区域，如眼睛、鼻子、嘴巴、耳朵等。

正因为这些器官的形状、大小、相对位置的不同，才使人脸表情千差万别。因此，可以选取眼睛、眉毛、鼻子、嘴巴这 4 个部分作为人脸表情特征提取与分类主要对象。利用人类面部的主要特征（眼睛、鼻子、嘴巴）的位置、大小、相对运动情况及其相互位置变化进行特征提取，从而达到人脸面部表情识别分类的目的。相对于基于人脸整体特征的识别，基于局部特征提取的方法虽然能大大减少系统的计算复杂性。但是用有限的特征点来代表整体的人脸图像信息，许多重要的表情细节信息就会丢失，这样又会增加系统错误识别率。嘴巴部分图像特征如图 7.8 所示。

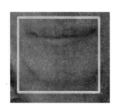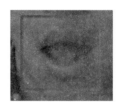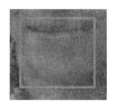

图 7.8　嘴巴部分图像特征

7. Haar-like 特征法

Haar-like 特征法最早是由 Papageorgiou 等应用于人脸表示的。

Haar-like 特征分为边缘特征、线性特征、圆心环绕特征和特定方向的特征，组合成特征模板。特征模板内有白色和黑色两种矩形，并定义该模板的特征值为白色矩形像素和减去黑色矩形像素和。Haar-like 特征值反映了图像的灰度变化情况。例如，脸部的一些特征能由矩形特征简单的描述，如眼睛要比脸颊颜色要深，鼻梁两侧比鼻梁颜色要深，嘴巴比周围颜色要深等。但矩形特征只对一些简单的图形结构（如边缘、线段）较敏感，所以只能描述特定走向（水平、垂直、对角）的结构。

通过改变特征模板的大小和位置，可在图像子窗口中列举出大量的特征。图 7.8 中特征模板又称为特征原型。特征原型在图像子窗口中扩展（平移伸缩）得到的特征称为矩形特征。矩形特征的值称为特征值。

矩形特征可位于图像任意位置，大小也可以任意改变，所以矩形特征值是矩形模板类别、矩形位置和矩形大小这 3 个因素的函数。故类别、大小和位置的变化，使很小的检测窗口含有非常多的矩形特征，如在 24 像素×24 像素的检测窗口内矩形特征数量可以达到 16 万个（高宇，2013）。

8. 积分图构建算法

1）用 $s(i,j)$ 表示行方向的累加和，初始化 $s(i,-1)=0$；

2）用 ii(i,j) 表示一个积分图像，初始化 ii$(-1,i)=0$；

3）逐行扫描图像，递归计算每个像素 (i,j) 行方向的累加和 $s(i,j)$ 与积分图 ii(i,j) 的值：

$$s(i,j)=s(i,j-1)+f(i,j)$$
$$ii(i,j)=ii(i-1,j)+s(i,j)$$

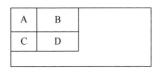

4）扫描一遍图像，当到达图像右下角像素时，积分图像 ii 就构造好了。

积分图构造好之后，图像中任何矩阵区域的像素累加和都可以通过简单运算得到，如图 7.9 所示。

图 7.9　固件框流程图

设 D 的 4 个顶点分别为 α、β、γ、δ，则 D 的像素和可以表示为

$$D_{\text{sum}} = ii(\alpha)+ii(\beta)-[ii(\gamma)+ii(\delta)]$$

而 Haar-like 特征值无非就是两个矩阵像素和的差，同样可以在常数时间内完成。矩形特征的特征值计算，只与此特征矩形的端点的积分图有关，所以不管此特征矩形的尺度变换如何，特征值的计算所消耗的时间都是常量。这样只要遍历一次图像，就可以求得所有子窗口的特征值。

9. Haar-like 矩形特征拓展

Lienhart 和 Maydt（2002）对 Haar-like 矩形特征库做了进一步扩展，加入了旋转 45° 角的矩形特征。扩展后的特征大致分为边缘特征、线性特征、圆心环绕特征和特定方向的特征（图 7.10）。

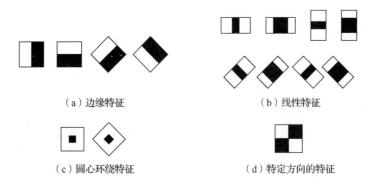

（a）边缘特征　　　　　　　　（b）线性特征

（c）圆心环绕特征　　　　　　（d）特定方向的特征

图 7.10　矩形特征拓展

在特征值的计算过程中，黑色区域的权值为负值，白色区域的权值为正值。而且权值与矩形面积成反比（使两种矩形区域中像素数目一致）。

10. 流媒体技术

流媒体指的是在网络上采用流式传输技术来发布音频、视频及其他多媒体文件。所谓的流媒体技术，即流式传输技术，就是将音频、视频多媒体文件经过一定算法编码压缩成很小的压缩包，流媒体服务器通过特定网络协议进行连续、实时的传送，用户端接收到压缩包后由播放软件实时解压缩、实现播放的技术。而所谓的流媒体特指一切采用这种流式传输的媒体文件，是一种媒体格式。

流媒体技术可以从原理、传输协议、播放方式这 3 种形式来进行介绍。

（1）流媒体的原理

流媒体技术主要是对一些完整的多媒体文件进行处理，先进行压缩，然后存储到相应的网络服务器上，如视频、音频等。当用户发出读取多媒体文件指令时，系统的工作过程大致可分为 3 个步骤：第一，系统创建缓存；第二，对所要传输的数据进行分段；第三，通过流式传输技术传输，这样就能够达到播放和下载同步进行的效果。下面来介绍多媒体文件在互联网上传输的过程，首先将多媒体文件分解成很多很小的数据包，再进行不连续的异步传输，在异步传输的过程中往往存在很多难以确定的因素，如网络的动态变化、路由选择的不同等。这些因素将会导致数据包在到达客户端的顺序与在服务器上发出的顺序不同，客户在播放的时候就会产生数据顺序错乱的问题，为了让客户有一个按正常顺序播放视频等文件的体验，就要用到缓存系统。缓存系统就是为了弥补网络中的延迟和抖动等问题，在用户接收到数据后，先不直接播放，而是将其缓存起来，由播放器来依次读取需要播放的数据，这样客户就可以读取正确信息。

（2）流媒体的传输协议

流媒体主要使用高效的 RTP[①]/UDP 进行传输。RTP/UDP 和传统 TCP 相比，可靠性较低，但开销小，在实时数据传输方面具有很大的优势。因此，它目前已经成为流媒体的主要传输协议。当用户点击播放网络上的视频时，请求被发送到服务器。当服务器接收到此请求时，服务器将流式传输相应的视频服务，将地址、路径等相关信息发送回客户端，并启动流媒体播放器和服务器。连接流媒体服务器，以便播放流媒体文件。其中，流媒体播放器和流媒体服务器之间的信息交换和控制主要基于 RTSP[②]，实现媒体回放、暂停、快进、后退等功能。故 RTP/UDP 是数据传输的主要协议。

---

① RTP，即 real-time transport protocol，实时传输协议。

② RTSP，即 real-time streaming protocol，实时流化协议。

（3）流媒体的传播方式

流媒体广播主要包括单播、组播和广播。单播主要是指每个用户和流媒体服务器建立单独的号码。根据传播信道，服务器仅服务于一个用户。使用单播流媒体广播可以更好地满足用户的个性化需求，但也可以实现暂停、快进、后退等功能，但单播流媒体服务器对网络速度有很高的要求，当单播用户数量较多时，弊端就会显而易见：服务器负担沉重，在组播时很容易停止播放。组播是基于组的一种播放形式，当流媒体服务器发送数据时，只有指定的组可以接收相关数据，而在组外部的用户无法从服务器接收数据，这大大减少了服务器的负担。然而，根据用户自身的需要组播很难实现暂停、快进、后退等操作。广播主要是指发送的流媒体服务器。数据可以由同一网段中的所有客户端接收，因此广播也是可能的。它可以看作组播的一种特殊情况（陆峰，2012）。

11. 视频流设计及封装技术

流媒体的采集、封装及编解码流程如图 7.11 所示。

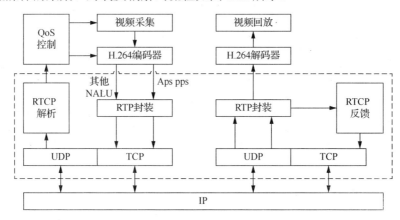

图 7.11　视频流的采集、封装及编解码流程

视频采集的数据经过 H.264（高度压缩数字视频编解码器标准）编码器进行压缩，因为 H.264 编码器具有高压缩比的同时还拥有高质量流畅的图像。经过 H.264 编码器压缩的视频数据，在网络传输过程中需要的带宽更少，也更加经济。经过 H.264 编码器进行封装的视频流数据通过 RTP 进行封装后，通过 TCP 和 UDP 进行传输，经过 RTCP（real-time control protocol，实时控制协议）传输，通过 QoS（quality of service，服务质量）进行监控，同时对实时性强且重要的数据报文优先处理，视频流数据经过一系列的处理后，再次通过 H.264 解码器进行解码后，视频显示到用户计算机的显示器上。

12. 语音识别技术

听障学生融合教育课堂辅助系统中具有语音识别模块，其作用是将语音信息转成文字信息。语音识别的基本流程如图 7.12 所示，将提取的语音信号经前端回音消除、噪声抑制等处理后，提取语音特征值信息，特征值与语音数据库或模型库进行模式匹配，匹配后将原有的语音信息转为文字信息。

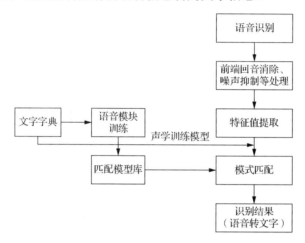

图 7.12　语音识别的基本流程

音视频及文字同步处理的原理在于：先将采集音频、视频同步处理，同时采集的音频信息转至文字信息，将文字信息插入视频中，从而达到音频、视频及文字在时间上的同步显示。

7.3.3　听障学生融合教育无障碍课堂体系

1. 系统简介

听障学生融合教育无障碍课堂体系是利用计算机网络技术、数据库技术等多模态人机交互的方式开发的应用软件，可用于解决听障学生在融合教育中遇到的障碍。

图 7.13 为听障学生融合教育无障碍课堂系统框架结构示意图。图 7.14 为听障生融合（全纳）教育课堂辅助平台教学模式。

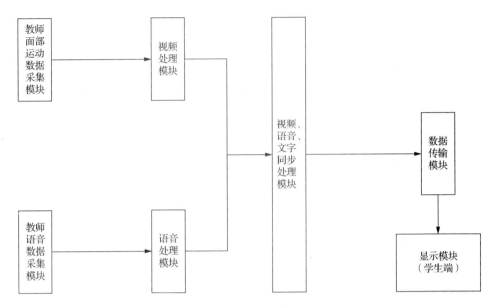

图 7.13　听障学生融合教育无障碍课堂系统框架结构示意图

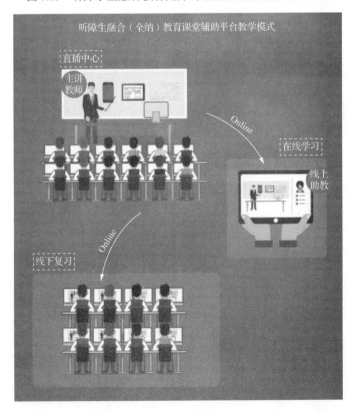

图 7.14　听障生融合（全纳）教育课堂辅助平台教学模式

　　本章提出的实现方案主要分为 5 个步骤，服务端功能组成如图 7.15 所示。

　　首先视频采集模块，采集教师端教师授课的面部信息，经过视频流技术传输后，对视频信息进行语音提取、分帧处理，通过语音识别将视频中的语音转至成文字，并同步在学生端显示。

　　本章首次提出通过互联网技术，帮助听障学生适应融合教育，解决教育难题。其主要的创新点如下。

　　1）人脸的唇部识别。听障学生通过观看视频中教师的唇形运动，了解教师授课知识。

　　2）视频流媒体。在流式传输的实现方案中，采用 RTSP/TCP 来传输控制信息，而采用 RTP/UDP 来传输实时多媒体数据。

　　3）文件存储。保存教师上课的视频及文件，帮助听障学生课后巩固复习。

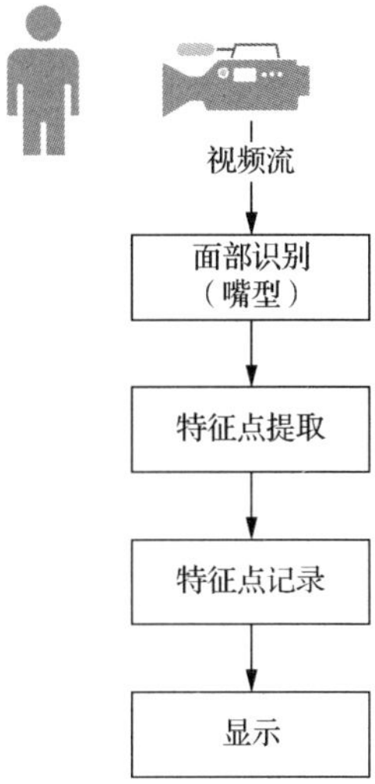

图 7.15　服务端功能组成

　　融合教育课堂辅助教学平台架构如图 7.16 所示。

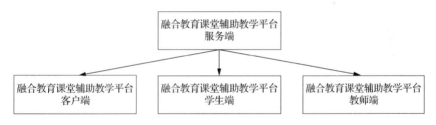

图 7.16　融合教育课堂辅助教学平台架构

　　融合教育课堂辅助教学平台已经提供了完整的服务端程序，即 Server.exe，在使用时，用户只要部署它并启动服务端程序即可。

2. 技术结构

　　融合教育课堂辅助教学平台技术架构如图 7.17 所示。

（1）网络通道

　　客户端与服务器之间基于 TCP 进行通信，客户端与客户端之间的通信将优先采用 P2P（peer-to-peer，个人对个人）通道。

（2）应用集成

　　通常融合教育课堂辅助教学平台的服务端是独立的，而平台所使用的相关文件将被嵌入具体应用到平台的客户端程序中，应用集成如图 7.18 所示。

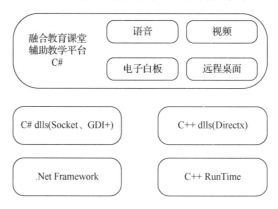

图 7.17　融合教育课堂辅助教学平台技术架构

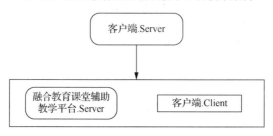

图 7.18　融合教育课堂辅助教学平台应用集成

（3）客户端的两种身份

融合教育课堂辅助教学平台的客户端都有两种身份：管理员和访问者。当一个客户端作为管理员时，它提供本地的摄像头、话筒、桌面、电子白板等多媒体设备供其他的客户端访问；而当一个客户端访问其他客户端提供的多媒体设备时，则该客户端就以访问者的身份出现。一个客户端可以同时访问多个在线客户端的多媒体设备；而一个客户端提供的某个多媒体设备，也可以同时被多个其他的访问者同时访问。

3. 消息作业流程

融合教育课堂辅助教学平台的关键技术为语音通话、视频通话，此外还有动态调整视频的清晰度、自动丢弃视频帧。

（1）语音通话

普遍的网络语音通话是多对多的，但融合教育课堂辅助教学平台是为听障学生进行服务的。因此，只提供单方面的一个方向的通道，即教师说话，听障学生听教师的声音。

语音通话由 5 个重要的环节构成：语音采集、编码、网络信道传输、解码、语音播放（图 7.19）。

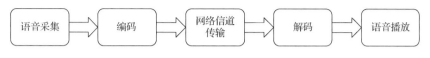

图 7.19　语音通话

1）对于低延迟。在低延迟的情况下，才能让通话的双方有很强的真实感。从软件的角度，语音通话优化的可能性很小。它主要取决于网络的带宽与通话双方的物理距离，融合教育课堂视频直播平台并不是网络直播，而是在课堂上使用的，通话双方距离较近，可忽略该因素。

2）对于回音消除。回音产生的原因是使用计算机的外放功能时，扬声器播放的声音会被麦克风再次采集，传回给对方，导致听到了自己的回音。依据刚播放的音频帧，在采集的音频帧中做一些类似抵消的运算，从而将回声从采集帧中清除掉，动态调整内部参数，以最佳状态适应当前的环境。

3）对于噪声抑制。噪声抑制又称为降噪处理，根据语音数据的特点，将属于背景噪声的部分识别出来，并从音频帧中过滤掉。有很多编码器内置了该功能模块。

（2）视频通话

视频通话由 5 个重要的环节构成：摄像头采集、编码、网络信道传输、解码、图像显示（图 7.20）。

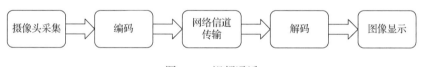

图 7.20　视频通话

1）摄像头采集指的是从捕捉摄像头采集到的每一帧视频图像。例如，现今有很多高清摄像头可以支持 30fps 的 1920 像素×1080 像素的图像采集。

2）编码用于压缩视频图像，同时也决定了图像的清晰度。视频编码常用的技术是 H.263、H.264、MPEG-4、XVID 等。

3）当对方接收到编码的视频帧后，会对其进行解码，以恢复成一帧图像，然后在用户界面上绘制出来。

（3）动态调整视频的清晰度

网络速度是实时动态变化的，所以为了优先保证语音的通话质量，需要实时调整视频的相关参数，其最主要的就是调整编码的清晰度。因为清晰度越高，对带宽要求越高，反之亦然。例如，当检测网络繁忙时，就自动降低编码的清晰度，以降低对带宽的占用。

（4）自动丢弃视频帧

网络繁忙时，主动丢弃要发送的视频帧，这样在接收方看来，就是帧频降低了。

4. 技术指标

（1）视频技术指标

1）支持 640 像素×480 像素、1 280 像素×720 像素、1 920 像素×1 080 像素等多种采集分辨率。该平台可在运行时，动态修改该分辨率。

2）支持帧频在 25fps 以上。

3）当网络繁忙时，主动丢弃要发送的视频帧，自动调整视频的编码质量。

4）支持多种视频设备：普通摄像头、USB 摄像头、虚拟摄像头、视频卡等。

（2）音频技术指标

1）支持回音消除、静音检测、噪声抑制、自动增益等网络语音技术。

2）最多可支持 16 路混音。

3）根据网络状态，动态调整缓冲深度。如果同时开启音频和视频会话，则自动同步视频画面与声音。

4）在网速慢时，自动调整视频的质量，优先保证音频的清晰和连贯性。

5）根据网络状态，自动切换语音数据到质量更高的网络通道，保证语音通话效果。

（3）远程桌面

1）提供观看模式和控制模式两种选择。

2）根据网络状态，自动调整远程桌面的清晰度。

（4）电子白板

1）支持常用的视图元素：直线、曲线、箭头、矩形、三角形、椭圆、文字等，可修改边框颜色和填充颜色。

2）支持上传 PPT、Excel 等文件。

3）提供观看模式和操作模式两种选择。

4）支持激光笔。

5）多个访问者可以同时观看或操作同一个管理员的白板。

7.4 听障学生融合教育课堂无障碍系统的应用效果

为验证基于多模态人机交互的听障学生融合教育课堂无障碍系统的应用效果，本章将对长春大学在读 15 名融合教育听障学生进行多个实验验证。长春大学于 2017 年 8 月被确定为残障人高等融合教育试点的 6 所院校之一,工商管理专业为听障学生融合教育专业。

调查人数表如表 7.1 所示。图 7.21 为听障学生融合教育课堂无障碍系统在实际课堂中的应用。

表 7.1　调查人数表

年级	男生	比例	女生	比例	共计
2016 级	2	50.00%	2	50.00%	4
2017 级	1	16.67%	5	83.33%	6
2018 级	2	40.00%	3	60.00%	5
合计	5	33.33%	10	66.67%	15

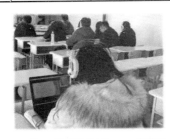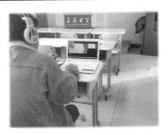
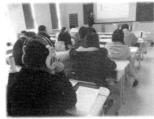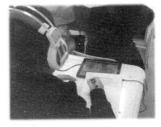

图 7.21　听障学生融合教育课堂无障碍系统在实际课堂中的应用

为了验证系统的实用性,我们将对系统的外界影响因素、系统的使用效果两个方面进行实验评估。

7.4.1　系统的外界影响因素

本章将从教师授课距离对系统的影响、融合教育学生自身佩戴不同助听设备对系统的影响、系统使用的清晰程度/流畅程度及授课教师语速等人为因素对实验教学的影响进行系统评估。

1. 教师授课距离对系统的影响

系统应用的环境是高等教育中听障学生融合教育课堂,一般来讲课堂均为大阶梯教室、多媒体教室、计算机教室等，学生上课位置不固定，因而听障学生在上课期间的位置具有流动性。因此本章对融合教育学生最适听课位置进行调查。

图 7.22 为实验调查结果，由数据结果我们能够看出，听障学生在融合教育课堂的最适听课位置为第 9～10 排。访问结果显示：在融合教育课堂中，佩戴系统时，听障学生听课位置过于靠前会出现双重声音来源，实际课堂教师声音干扰系统发音，而位置靠后，教室其他同学声音及噪声会对系统造成一定的干扰，因此教室居中位置更适合使用系统。

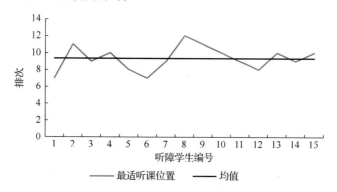

图 7.22　听障学生融合教育课堂的最适听课位置

2. 融合教育学生自身佩戴不同助听设备对系统的影响

在读听障学生有 15 人，均为 1 级、2 级残障听力，其中 6 人佩戴人工耳蜗、6 人佩戴助听器、3 人佩戴人工耳蜗+助听器。听障学生对融合教育课堂无障碍系统的满意度调查如表 7.2 所示，我们发现，佩戴人工耳蜗及助听器的听障学生对系统的使用效果是较为满意的，系统对人工耳蜗及助听器的干扰较小，但同时佩戴人工耳蜗及助听器的听障学生对系统的使用满意程度较低，访问调查显示，其主要因素在于佩戴系统对助听器存在挤压的现象，影响系统佩戴的舒适度。

表 7.2　听障学生对融合教育课堂无障碍系统的满意度调查　　　单位：人

助听设备	非常满意	很满意	比较满意	一般满意	不满意
人工耳蜗	4	2	0	0	0
助听器	3	2	1	0	0
人工耳蜗+助听器	0	0	2	1	0

3. 系统使用的清晰程度/流畅程度

在对系统使用的清晰度/流畅程度的调查结果中，我们能够看出，听障学生对融合教育课堂无障碍系统的清晰程度/流畅程度的评分满意程度较高。由于系统的清晰程度/流畅程度受到网络传输、网络延迟、接收端设备、个人对系统需求等多方面影响，我们可以估计认为评分在 3～4 分即为对系统较为满意（图 7.23）。

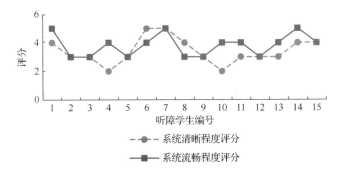

图 7.23　系统清晰程度/流畅程度满意度评分

4. 教师语速对教学影响

本章还将对教师语速对听障学生授课的影响做出相应的调查，以大学课程中的公共基础必修课、学科基础必修课、学科基础限定选修课、专业必修课、专业限定选修课、实践教学环节等课程为例，对教师语速在教学中的影响进行满意度评估，如表 7.3 所示。

表 7.3　听障学生对各专业科目教师语速快慢满意程度　　　单位：人

课程	非常满意	很满意	比较满意	一般满意	不满意
公共基础必修课	0	5	6	2	2
学科基础必修课	1	4	4	4	2
学科基础限定选修课	3	4	4	2	2
专业必修课	3	5	3	3	1
专业限定选修课	3	4	4	2	2
实践教学环节	0	1	6	5	3

由表 7.3 能够看出，融合教育课堂的听障学生对现阶段课程中授课教师的语速满意度较低。其主要因素在于，大多数听障生在高中以前接收的是特殊教育教学，教师受到过专业的培训，在授课中会降低说话语速、提高说话音量并夸大说话口型，方便听障学生获取唇部信息，但融合教育中的教师没有受到专业的培训，语速过快、过小导致听障学生无法准确地获取信息。而融合教育中普通教师的特殊教育专业性也是我国目前面临的一个挑战。

7.4.2　系统的使用效果

在 7.4.1 节中我们对系统外界影响因素进行调查分析，从而帮助我们排除外界因素的影响，确保系统在实际应用过程中的准确性。

1. 系统在不同学科中使用的满意度调查

为了验证系统在听障学生不同学科中的使用效果，我们选择工商管理专业的听障学生使用系统，分别对统计学、管理学、高等数学、计算机基础、大学英语、马克思主义基本原理概论、大学生仪容仪表等课程进行实验验证，课后由听障生进行主观评分。

从表7.4中我们能够看出，听障学生在专业课中（如统计学、管理学、高等数学、计算机基础、大学英语等专业课较强的学科中）对佩戴系统的满意程度较高，在马克思主义基本原理概论、大学生仪容仪表等学科中对佩戴系统的满意程度较低。根据调查访问结果可知，听障学生在融合课堂中对专业课中授课教师唇部信息读取及授课信息文字信息的需求较高，融合教育系统能够更好地帮助他们获取授课信息；而相对的马克思主义基本原理概论、大学生仪容仪表等课程的理解能力相对较强、与实际生活更贴近，因此听障学生对其的依赖程度较低。

表 7.4　听障学生对不同学科使用系统满意程度　　　　　　单位：人

课程	非常满意	很满意	比较满意	一般满意	不满意
统计学	5	4	4	2	0
管理学	4	6	3	2	0
高等数学	4	5	5	1	0
计算机基础	6	5	4	0	0
大学英语	6	6	2	1	0
马克思主义基本原理概论	2	1	6	4	2
大学生仪容仪表	2	2	5	5	1

2. 佩戴系统的教学效果

以听障学生满意度较高的计算机基础为例，对听障学生在融合教育课堂佩戴系统的教学效果进行分析。分别由计算机授课教师对佩戴系统及无佩戴系统的听障学生进行授课，听障学生对授课内容填写听课笔记，并由任课教师为听障学生对该科目理解程度进行评估，试题分为10道理论基础选择题，2道计算机应用技术题。最后由授课教师对佩戴/未佩戴系统的听障学生的教学效果进行评估，评估成绩（每项满分以100计）为

　　　成绩=听课笔记×30%+理论基础选择题×30%+应用技术题×40%

佩戴/未佩戴系统的听障学生的计算机基础教学成绩如表7.5所示。

表 7.5　佩戴/未佩戴系统的听障学生的计算机基础教学成绩表

项目		学生编号														
		1	2	3	4	5	6	7	8	9	10	11	12	13	14	15
未佩戴系统	听课笔记	75	70	65	83	72	68	62	51	63	68	72	70	74	81	65
	理论基础	60	70	70	60	40	50	50	40	60	70	80	60	60	50	70
	应用技术	58	60	63	75	52	65	67	59	70	71	68	60	58	62	66
	总成绩	63.7	66.0	65.7	72.9	54.4	61.4	60.4	50.9	64.9	69.8	72.8	63.0	63.4	64.1	66.9
佩戴系统	听课笔记	80	75	72	70	62	69	73	59	65	70	68	72	71	86	70
	理论基础	70	60	70	60	50	60	70	60	60	70	80	70	80	80	60
	应用技术	72	62	65	75	60	68	68	65	75	72	70	75	65	68	75
	总成绩	73.8	65.3	68.6	69.0	57.6	65.9	70.1	61.7	67.5	70.8	72.4	72.6	71.3	77.0	69.0

由图 7.24 能够看出，听障学生在融合教育课堂中使用系统学习计算机基础课程，能够有效地提高学习成绩。在教学课堂中对听课笔记、理论基础的使用效果较为明显；计算机的实际应用对于听障学生理解能力、抽象思维能力等的要求较高，在应用技术方面系统的使用效果并不明显；但从总体成绩结果中我们能够看出，佩戴无障碍系统可以提高听障学生在融合教育计算机教学中的应用效果，系统适合广泛推广使用。

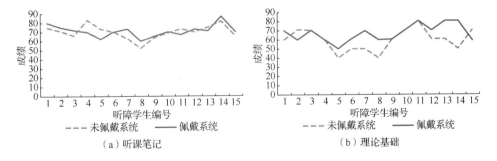

（a）听课笔记　　　　　　　　　　（b）理论基础

图 7.24　佩戴/未佩戴系统的听障学生教学成绩对照

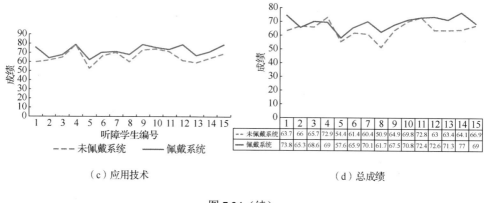

	1	2	3	4	5	6	7	8	9	10	11	12	13	14	15
未佩戴系统	63.7	66	65.7	72.9	54.4	61.4	60.4	50.9	64.9	69.8	72.8	63	63.4	64.1	66.9
佩戴系统	73.8	65.3	68.6	69	57.6	65.9	70.1	61.7	67.5	70.8	72.4	72.6	71.3	77	69

（c）应用技术　　　　　　　　　　　　　　（d）总成绩

图 7.24（续）

3. 听障学生主观评价系统在融合教育计算机教学中的应用

本章还将通过融合教育课堂的听障学生对佩戴系统及未佩戴系统对系统理解程度进行主观评估。其中，评分标准为 1～5 分：1 表示完全不理解；2 表示较差，对课程理解程度较差；3 表示中等，对课程理解程度一般；4 表示较为理解，对课程理解程度好，能大致理解授课内容；5 表示较好，对课程理解较强，与正常授课基本没有差别。

由图 7.25 我们能够看出，听障学生主观上使用融合教育课堂无障碍系统在计算机课程中的教学效果满意程度是略高于传统授课效果的。

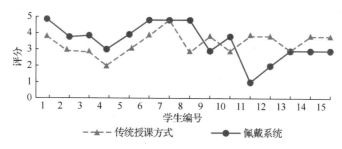

图 7.25　佩戴/未佩戴系统教学满意度评分

综上所述，融合教育课堂无障碍系统能够帮助听障学生更好地融入融合教育课堂之中，在实际应用中也能够提高听障学生的学习效果。

7.5　本章小结

本章致力于将多模态人机交互技术融入听障学生融合教育课堂，中国的融合教育发展一直以来都是适合我国国情和残障人本质特性及多样化发展需求的本土化发展，现阶段的融合教育面临着融合教学教师授课方式不足、教学模式/考核方式单一、教学课堂信息采集方式不同等问题，尤其在专业性较强的课程中该现象尤为严重，使听障学生无法适应普通学生的专业课教学。基于此问题，本章提出基于多模态人机交互的听障学生融合教育课堂无障碍体系研究，将多模态人机交互技术引入听障学生的融合教育课堂之中，实时捕捉授课教师授课信息、面部表情及唇部运动，实现在课堂上的同步传输，从而帮助听障学生多模态采集教师授课信息。此外，本章还以长春大学工商管理专业接受融合教育的 15 名听障学生为研究对象，探究无障碍系统在融合教育计算机教学中的应用的效果，分析在高等教育课堂中影响系统的外界因素及系统在融合教育计算机教学中应用的成绩分析与主观评价，经实验验证，无障碍教学系统能够帮助听障学生更好地融入融合教育课堂之中，在实际应用中也能够提高听障生的学习效果。

参 考 文 献

丁小玲，2015. 基于多模态交互的授课系统研究与设计[D]. 西安：西安电子科技大学.

高宇，2013. 基于 haar 特征的运动人体检测[D]. 长春：吉林大学.

龚声蓉，刘纯平，王强，等，2006. 数字图像处理与分析[M]. 北京：清华大学出版社.

华晓彬，袁明新，王彬彬，等，2016. 基于肤色正态分布模型的自适应人脸动态检测[J]. 江苏科技大学学报（自然科学版），30（2）：162-166.

李菁菁，2012. 多模态大学英语课堂教学设计[J]. 北方文学（下旬刊）（12）：204.

刘国强，张长瑞，彭杰，等，2014. 基于多模态人机交互技术的教学辅助系统：CN201410282736.2[P].2014-09-24.

刘海媚，2015. 基于特征表示的人脸识别算法研究[D]. 长沙：湖南师范大学.

陆峰，2012. 流媒体技术在远程教育中的应用研究[J]. 软件导刊（教育技术）（8）：78-80.

孙锋，2018. 特殊学校融合教育教学中存在的问题及对策研究[J]. 长沙民政职业技术学院学报，25（4）：111-113.

肖瑞雪，郑权，2013. 多媒体课件中插图对听障儿童阅读影响的眼动研究[J]. 现代教育术，23（3）：45-49.

谢晋，陈延东，2016. 基于 Cost-Sensitive 主成分分析的人脸识别[J]. 计算机工程应用，52（15）：24-28.

杨国林，冯乔生，张亚萍，2013. 基于肤色的人脸检测综述[J]. 软件，34（3）：7-9.

张仁霖，2016. 基于线性子空间的人脸识别算法分析[J]. 九江学院学报（自然科学版），31（1）：80-83.

张晓兵，2018. 基于多特征融合的人脸识别研究[D]. 西安：西安科技大学.

赵剑，2018. 听障生融合教育课堂辅助系统及装置：CN201810237622.4[P]. 2018-07-06.

LIENHART R, MAYDT J, 2002. An extended set of haar-like features for rapid object detection[C]// Proceedings international conference on image processing. Rochester: IEEE: 900-903.

MOSES Y, ADINI Y, ULLMAN S, 1994. Face recognition: The problem of compensating for changes in illumination direction[J]. IEEE transactions on pattern analysis and machine intelligence, 19(7): 721-732.

第8章 多模态听障学生融合无障碍
在线教育系统研究

在互联网背景下，各种信息技术的运用，已经改变了融合教育的教学、管理、评价等模式，从而提高了教育效率，优化了教育流程和模式，带来了教育体制的创新，实现了课堂融合之外的在线教育融合。在线教育有诸多优点，如可以实现大量教育数据的集合，使教育体验更加个性化。通过互联网采集的学习数据，可以向学生推荐更适合自己的学习模式，极大地提高学生的学习效率。针对听障学生的特点，在线无障碍融合教育体系结合视频、音频、文字甚至振动反馈等多模态技术，使听障学生能够像普通学生一样，通过互联网在线融合课堂进行高效学习，即实现无障碍学习。

本章提出一种多模态听障学生融合无障碍在线教育的解决方案，通过将在线教育、融合教育和多模态技术有机融合，为听障学生提供一种高效的学习教育模式。这是人文精神和信息技术相结合的现代教育教学理念，这种面向听障学生的无障碍在线教育体系可能导致教育上的一次范式性的变革，也将引发人们对普通在线教育体系进行新的思考。本章所做的研究是将互联网和融合教育跨界融合，并结合多模态技术，为听障学生的无障碍在线学习提供一个有效的解决方案。

8.1 国外在线教育的发展现状

美国作为开展在线教育最早的国家，其发展也有很多的变化。借鉴其发展的成功经验，对我国高校的在线教育发展大有裨益，反思在线融合教育发展过程中出现的问题与特点，进而探索我国在线融合教育的发展道路是十分必要的。美国在线教育联盟可以作为透视美国高校在线教育发展的重要窗口，它从3个维度对高等教育机构进行分类：一是性质，按照IPEDS（美国高等教育综合数据）的标准，将高校分为公立性机构、私人非营利性机构和营利性机构。二是规模，将高校分为最小规模（1 500 人以下）院校、较小规模（1 500～2 999 人）院校、中等规模（3 000～7 499 人）院校、较大规模（7 500～14 999 人）院校和最大规模（15 000人以上）院校（廖俐鹃，2014）。根据卡内基高等教育机构的分类，教育机构可以分为专业高等教育机构、两年制副学士学院、学士学位学院、硕士学位院校和博士学位型院校等。在线教育联盟主要是通过教育部国家统计中心收集的数据，融合网络调查的数据（即把问卷发放到美国各高校，调研对象是美国可授予学位的高等教育机构的教学主管）从在线教育的注册人数、高校战略规划、在线教育质量、教师支持等方面评测在线教育质量。按在线内容所占课堂内容的百分比，将课程分为传统课程、网络辅助型课程、混合课程、在线课程（张满才和丁新，2006）。传统课程在线教授的知识含量是 0%；网络辅助型课程在线教授知识的含量为 1%～29%；混合课程在线教授知识的含量为 30%～79%；在线课程在线教授知识的含量达 80% 以上。根据各类高等教育机构提供"在线课程"的情况，报告分析和预测在线教育的现状和发展趋势。从 2012～2015 年的数据中可以分析出：美国的在线教育已经步入高等教育的主流；将在线教育纳入长期发展战略规划，是高校提高在线教育效果的关键因素；2012～2015 年注册在线课程的人数虽逐年增长，但高原期症状初现端倪；远程学习者的分布出现了"垄断"趋势，其中大多数学习者（67.8%）在公立性机构中。在美国，在线教育所开设的学历、学位课程数已达到 4.8 万个，基本上覆盖了美国高等学校的所有学科和专业。通过在线教育接受学历学习的学生人数已过百万。据美国在线教育咨询平台 Class Central 的数据统计，2018 年，全世界通过在线教育平台学习的人数已经超过 1 亿。

美国在线教育发展的推动力是政府、企业和高校。政府出台一系列政策鼓励在线教育的持续发展，包括鼓励高校提供在线教育并给予资金，支持院校教师制作在线课程等。企业投入资金和人力，与高校联合发展在线教育。高校对于在线教育不需要投入太多，就可以吸引大批的学生前来学习，提升学校知名度。但是，美国在线教育的发展也存在一些问题。例如，从教学目标方面看，美国的在线教育课程并不完全符合美国高等教育的培养目标。美国高等教育的培养目标是培养适应社会发展的高层次公民，这需要在一定的教育系统和教学评价体系下开展。然而，在线教育是一种完全自由的非强制性、非学分性和高退学率的教育，与其培养目标是不完全重合，甚至是背离的。另外，从教育者的角度看，部分教师及管理者对在线教育重要性的认识不足，导致在线教育内容存在缺陷、教师积极性不高，在线教育发展持续性受到很大影响。

8.2　国内在线教育的发展现状

国内通常从 3 个维度对在线教育平台进行分类：一是根据平台涉及的市场领域，分为学前教育平台、K12 教育平台、高等教育平台、职业教育平台、外语教育平台、考试服务平台、兴趣教育平台；二是根据平台提供的业务类型，分为内容型平台、工具型平台、平台型平台、综合型平台；三是根据平台的商业模式，分为 B2B（business to business，企业到企业）模式平台、B2C（business to customer，企业到消费者）模式平台、C2B（customer to business，消费者到企业）模式平台、B2B2C（business to business to customer，企业到企业到消费者）模式平台、O2O（online to offline，线上到线下）模式平台、C2C（consumer to consumer，消费者到消费者）模式平台等。B2C 模式平台所占比例最高，B2B2C 模式平台和 C2C 模式平台次之。其盈利模式一般分为课程收费、平台佣金、软件收费、增值服务、广告费用等，除网易公开课的所有资源均为免费外，其余平台大多采用"免费试用、付费购买"的策略，通过"课程收费"获得利润。"增值服务"也是重要的获利渠道，如腾讯课堂、淘宝同学等吸引机构或个人入驻平台收取平台佣金；中华会计通过线上学习进行就业推荐；e 学大通过线上免费试听，线下提供辅导方式进行服务收费。

从市场领域分布情况看，K12 教育、外语教育、考试教育是目前国内在线教育的热门领域。有少部分平台的市场领域是综合化的，如沪江网校、YY 教育等；也有部分平台的市场领域是垂直化的，如慕课网、宝宝树等。进一步分析可以看出，外语教育、考试教育等领域的市场划分较为细致，直接针对特定的消费群体。从在线的教育资源看，绝大多数平台提供了视频课程资源，但课堂教学实录多，形式单一，缺乏互动，趋于传统。网易公开课、学堂在线等汇聚了丰富的国内外优质视频课程资源，使用户拥有更多的选择。慕课网等为适应碎片化学习特点，提供了长度约为 10 分钟的微视频课程，以降低学习内容的颗粒度与复杂性。一些平台还提供了配套的学案、电子教材、同步课程等。值得一提的是，北京四中网、宝宝树等，除提供相应的教育资源外，还提供了丰富的家庭教育资源，供家长学习（杨晓宏和周效章，2017）。

中国互联网协会正式发布的《中国互联网发展报告 2018》披露，截至 2017 年底，中国网民规模达 7.72 亿人。其中，中国手机网民新增 5 734 万人，规模达 7.53 亿人。随着互联网的高速发展，我国在线教育也高速发展起来，"线上消除线下""网络颠覆传统教育"的口号也越来越多地在行业内得到响应，这在一定程度上导致了线上与线下教育的对抗。但从总体上看，网络教育和传统教育是相辅相成的，特别是在这些刚性需求较高的职业培训、学历教育、中小学教育中，线上教育与线下教育是密不可分的，未来的教育肯定是线上和线下融合发展的。探寻我国在线教育未来的发展趋势与方向，需要立足于国内在线教育现状，综合考虑相关的政策法规、资本投入状况、支撑技术发展及社会需求等推动因素，从宏观的教育思维、系统发展，以及微观的市场领域、教育资源、教学活动、学习服务、商业模式、盈利模式等不同层面、不同维度分别进行。

在宏观层面上，要树立互联网教育思维，回归服务本位。"互联网+教育"不是在线教育，而是一种变革的思路，是要以互联网为基础设施和创新要素，创新教育的组织模式、服务模式、教学模式等，进而构建数字时代的新型教育生态体系（孙敏和张世红，2016）。相对于互联网思维，传统的教育思维在理念上较简单，即一切从教育的质量出发，具体包括学习者至上、专业精神、口碑第一等。二者的立足点虽存在差异，但也有趋同之处，即是以学习者为中心、提供优质的服务与内容、线上线下互通、在线增值服务盈利等为核心内容的互联网教育思维。树立互联网教育思维，有利于在线教育回归服务本位，对我国在线教育的健康发展意义重大。另外，在线教育要建立学习评估和认证，实现与国民教育体系的有机衔接，这将是未来在线教育发展面临的重大课题。国务院《关于积极推进"互联网+"行动的指导意见》等文件都强调建立学分积累与转换制度，推进学习成果互认衔接。如果能够实现学生线下学习和线上学习的学分积累、互认衔接，经过评估和认定，实现学历证书或资格证书的取得将是大趋势。目前，上海市、云南省及国家开放大学已经在开展学分互认、转换试点工作。随着这种认证的发展，以开放、灵活、个性化为特征的在线教育会有更为广阔的发展空间。

从微观层面看，在线教育有更多的变化。

第一，在线教育的领域将更为细分化、垂直化。在线教育市场的细分，有利于在线教育机构根据自身的特色和优势，以及与市场的匹配情况，科学地确定自己的市场领域及其战略，这是在线教育走向理性发展的必然要求。未来的在线教育，将会是以学习者为中心，以学习者的个性需求和差异性进行细分的。对于 K12 教育市场更是如此，受众涉及不同年龄的学生、家长和教师，教学内容涉及不同层次、不同学科和不同版本的教材，如果不细化将会失去有细分需求的客户。对于融合教育的线上教学同样需要细分化，涉及不同的残障类别、不同程度的特殊受众和不同的发展规划教学内容。市场的垂直化是指选择某一方面的内容向用户提供服务，具有专而深的特点。选择垂直化战略，不仅有利于在线教育资源与服务的精耕细作和极致化，形成企业品牌效应和学习者的品牌认知，而且便于学习者快速定位学习资源、节约时间成本。市场领域的细分化、垂直化都是以学习者为中心、提供优质的服务与内容的互联网教育思维的生动体现。

第二，教育资源多样化，可以根据用户特征进行推送。随着在线教育的发展，在线教育资源将更为丰富，在线资源呈现的形式也会多种多样，以满足不用用户的个性需求。资源的丰富造成用户注意力稀缺，如何让学习者能够获得适合自己的资源是非常重要的。目前，自动推送技术在电商平台已经得到广泛应用。相对于电商领域，在线教育中对学习者需求与认知偏好的诊断要求更高，若依据不够精准，甚至是依据错误的诊断结果推送教育资源，不仅难以帮助学习者学习，反而会给他们带来额外的负担。应用精准的学习用户个人画像来进行资源的推送和规划学习是以后在线教育的一个重要发展和研究方向。

　　第三，在线教育将趋于更智能化和泛在化。随着互联网的发展，移动互联网教育将是一个大趋势，越来越多智能硬件和教学软件的出现，使人们可以随时随地学习，教育正被重新定义导致泛在教育兴起。泛在教育是在线教育的发展趋势，使在线教育更加灵活，为学习者提供更丰富、逼真的教学情境和社会性的学习体验。

　　第四，商业服务模式更为趋同，盈利模式更为清晰和多元化。其中 C2B 模式和 O2O2O（online to offline to online，线上到线下到线上）模式将会成为主流。C2B 模式的生命力在于提供最适合的服务，其关键是对用户真实需求的精确挖掘。O2O2O 模式可能解决其他模式的线上线下互通的半环结构问题。无论是互联网企业的 O2O2O 模式，还是传统教育机构的 O2O2O 模式，均能实现良好的教学闭环，有利于为学习者提供有针对性的教学服务，使线上教学的效率更高、线下教学的效果更佳。C2B 模式与 O2O2O 模式是不冲突的，二者均体现了以学习者为中心的互联网教育思维，代表着在线教育商业模式的未来发展方向。

　　随着普通在线教育的蓬勃发展，各种互联网信息技术和硬件设施的逐渐完善，为融合在线教育提供了良好的发展环境和技术保障。与此同时，听障学生对融合在线教育也有着强烈的需求，希望能够像普通学生一样，通过在线教育平台汲取更多的知识。在普通在线教育平台的基础上，加入针对听障学生的多模态无障碍交流技术，搭建融合教育在线系统，将能够推进融合在线教育的发展和满足听障学生的在线学习需求。

8.3　多模态听障学生融合无障碍在线教育系统的基本框架

　　听障学生与普通学生在各方面能力上存在差异，需要对系统进行无障碍设计，以降低学习难度、提高听障学生的学习效率。本书作者曾参与《Web 内容无障碍指南 2.0》（Web content accessibility guidelines 2.0，WCAG 2.0）的翻译工作。本章借鉴国际标准 Web 内容无障碍指南 WCAG 2.0 中的无障碍设计策略并结合多模态人机交互技术，提出听障学生融合无障碍的基本框架，并实现无障碍在线教育系统及无障碍设计。

8.3.1　多模态听障学生融合无障碍在线教育系统的相关标准

　　W3C（World Wide Web Consortium，万维网联盟）推荐的 WCAG 有两个版本，分别是发布于 1999 年 5 月 5 日的 WCAG 1.0 版本和发布于 2008 年 12 月 11 日的 WCAG 2.0 版本。两种版本都提供了无障碍内容设计的有关指导原则，只是分类方式不同，WCAG 1.0 版本将影响资源的无障碍因素分为结构布局、浏览方式、多媒体内容、输入输出相关技术 4 个方面，并针对这 4 个方面提出具体的设计原则和规范；WCAG 2.0 版本则从资源的可感知性、可操作性、可理解性及健壮性 4 个维度阐述无障碍资源的设计原则。两种版本的设计原则虽然在表述方式和内容上稍有差别，但其本质是相同的，涉及的范围也大同小异，不同之处在于 WCAG 2.0 更多地应用了先进技术，更容易被用户使用和理解，自动测试和人工评估也更加精确，目前 W3C 的 WAI（Web Accessibility Initiative，网页易读性倡议）组织推荐使用 WCAG 2.0 来代替 WCAG 1.0，本章中也采用 WCAG 2.0 版本中的无障碍设计策略。

8.3.2　多模态听障学生融合无障碍在线教育系统的设计原则

根据整个融合教育线上教学规划的目标定位和用户需求的特点，多模态听障学生融合无障碍在线教育系统按照如下原则建设。

1. 整体性

系统在设计之初就充分考虑了听障学生融合教育业务的特点，系统具有高度的灵活性和实用性，功能完善，方便管理，能够满足实际情况，从而提高听障学生的应用能力。

2. 安全性

系统在设计之初就充分考虑了完整的安全方案，以保证系统组成的网络安全、服务器安全、用户安全、应用程序和服务安全、数据安全等多个部分，从而保障整个应用系统的安全。

3. 经济性

系统在设计之初就充分考虑了整体方案的经济性，软件从系统到各服务软件、系统框架全部采用开源免费软件，硬件采用最低标准，力求实现良好体验。

4. 复用性

系统在设计之初就充分考虑了原有的软件、硬件设备的可重用性，软硬件既可无缝升级，也可对接其他系统，达到保护已有技术投资的效果。

5. 易用性

系统的软件使用界面良好，用户打开浏览器后就可使用系统，权限统一分配，实现多终端单点登录，除常规操作外，还可以通过语音识别实现语音控制。通过多种技术实现内容获取的无障碍化。

6. 先进性

系统采用一系列业界领先的技术和体系结构。例如，采用了多级体系结构，实现了数据与业务分离。

7. 开放性

系统全面遵循各种国际标准，能够与现有系统进行完美的衔接与交互操作。

8.3.3　多模态听障学生融合无障碍在线教育系统的设计策略

本节参照了 WCAG 2.0 标准和李东锋（2014）的《面向听障儿童的无障碍移动学习资源设计与实现》，以及刘颖颖（2016）的《特殊教育与信息技术整合教学研究》。多模态听障学生融合无障碍在线教育系统设计策略如下。

1. 可感知性策略

可感知性策略即信息和用户界面组件必须以可感知的方式呈现给用户。

1）为所有非文本内容提供替代文本，使其可以转化为人们需要的其他形式，如大字体印刷、盲文、语音、符号或更简单的语言。

替代文本包括图标、按钮和图形等对象的简短、等价描述，图表、关系图、插图上数据的描述，声音和视频文件的简短说明，控件、输入和其他用户界面组件的标签等。图像或功能转换成替代文本的目的是提供一个等价的用户体验。

2）为时基媒体提供替代。例如，为预先录制的视频、预先制作的动画配音，并对画面中的有关细节进行声音描述，使视觉障碍者能够通过声音感知画面中的视觉信息；为单独的声音文件、视音频中的声音文件提供等价的字幕，方便听障学生通过视觉通道来感知声音信息。

3）创建可用不同方式呈现的内容（如简单的布局），而不会丢失信息或结构。例如，对组织内容采用简单布局，且内容中的标题、列表、表格和其他结构要进行适当的标记。

4）使用户更容易看到和听到内容，包括将背景和前景分开。例如，不要单独使用颜色传递信息或定义内容；默认的前景色和背景色要提供足够的对比，不低于 4.5∶1；文本放大 200% 而不丢失信息；用户可以暂停、停止画面或调整声音和视频的音量；背景音乐音量小或可以被关闭，避免干扰或分散注意力。

2. 可操作性策略

1）使所有功能都能通过键盘来操作。

2）为用户提供足够的时间来阅读和使用内容。

3）提供帮助用户导航、查找内容并确定其位置的方法。

这需要对资源内容进行有效组织以帮助用户适应内容及有效导航内容，包括：页面要有清晰的标题，使用描述性的栏目标题进行组织；有超过一种可以找到相关页面的方法；告知用户当前所处的位置；提供可以绕过重复内容组块的方法；方向键控制的焦点是可见的，且遵循一个有意义的序列；链接目标清晰，标签明确。

3. 可理解性策略

（1）使文本内容可读、可理解

文本内容所使用的字词及意义要能够被广大听障学生理解；文本的排版顺序要符合听障学生的阅读习惯；对文本中出现的非常用字、词语、习语及缩略语进行解释；尽可能使用清晰、简单的语言或简化的语言。

（2）让网页以可预见的方式呈现和操作

人们做某件事或者执行某个动作都期望得到一个预期的结果，如果出现的结果完全超出他们的预测就会令他们心烦意乱。例如，用户单击"返回"按钮，出现的结果不是返回上一步操作，而是打开一个音频文件，用户无法理解这个操作的含义，就会出现不安的情绪。因此，让用户获得一个可预测的体验可以关注以下几点：多个页面上相同的导航机制出现的位置保持一致；页面上重复的用户界面组件使用相同的标签；不经用户同意资源页面不要出现大的改变，如突然弹出提示或窗口。

（3）帮助用户避免和纠正错误

帮助用户避免和纠正错误包括：提供输入错误自动检测功能；对操作上的错误给出错误信息、描述性说明及改正意见；对复杂的功能和交互环境进行说明；如有必要，为用户提供查看、修改或重新提交的机会。

4. 稳健性策略

资源内容要足够稳健，可以被各种各样的用户代理、辅助技术可靠地执行，对现有的和以后的发展过程中可能出现的用户代理、辅助技术提供最大的兼容性。稳健性原则为资源的跨平台访问和使用做铺垫，是资源内容保持稳定性的重要保障，因此，在设计资源时对已经存在的用户界面组件要严格按照组件的标准进行设计，对非标准的用户界面组件要为其提供名字、角色和属性值，为其日后的标准化或者其他用户代理的兼容提供参考数值。

5. 多模态补偿性策略

缺陷补偿理论指出，任何人在一个方面出现缺欠，将会在另外一个或几个方面得到补偿。在听力方面有障碍的儿童，就需要加强他们的脑部分析能力和视觉观察能力。在运用信息技术时，要充分凸显补偿理论原则。

根据该原则，结合多模态交互技术为听障学生融合无障碍在线教育系统设计提供几点建议措施，具体包括：通过营造真实生动的影音场景，运用丰富多彩的图片和动画来吸引听障学生的注意力，突出教学重点，突破教学难点。为视频、音频文件提供等价的字幕，通过语音识别技术实现语音同步转换为文字，采用不同频率的振动来反馈操作过程的正确性，采用灯光闪烁和振动的双重形式来提示听障学生阅读信息等。

实践证明，借助多模态人机交互技术，不但可以避免烦琐语言的无效重复，而且可以让学生在视觉或听觉方面获得直观信息，让学生在感性方面对知识形成新的认知，从而克服学习障碍，取得良好的教学效果。

8.3.4　多模态听障学生融合无障碍在线教育系统的需求分析

系统提供标准 API（application programming interface，应用程序编程接口），方便与第三方系统进行无缝对接，使用上实现听障学生无障碍使用，内容形式以兴趣引领，实现无障碍理解。在线教育提供音频、视频两种模式，支持实时播放与互动。统一认证，单点登录系统（可以和听障人群无障碍交流平台互通）。系统提供便捷的截图功能，可实时捕捉当前画面进行截图、保存和发送，可以在所截取图片区域进行文字或箭头标注等。来宾邀请是在线教育特色功能之一，拥有来宾邀请地址的用户可以将相关课堂信息链接发送给外部的来宾，经验证后，来宾即可受邀进入当前在线融合教育。

系统方便教师对课堂信息进行自主管理，可查看历史课堂信息、下载历史课堂资料进行存档和管理；系统支持即时通信、文字互动；系统支持上传文档、演示文档、下载文档、共享文档等功能，支持 Word、PPT、PDF 及多种格式的图片上传演示；画笔工具、全屏文档、智能翻页可满足上课板书的需要；支持随堂测试，统计测试结果，习题转换讲解，提供习题库管理，供随时调用，并能提供主观题和填空题，方便题库导入、导出；系统提供教师在线考勤，统计上课签到人数，考勤方便导出、保存；教师上课时远程锁屏，限制学生的上课界面，使其不能做与上课无关的内容；支持本地视频同步共享；支持主讲教师将自己的计算机桌面内容共享给课堂所有学生；主讲教师可以在本地录制上课的视频，并将视频上传到服务器与第三方系统。

8.3.5　多模态听障学生融合无障碍在线教育系统的设计内容

　　整个系统采用 B/S（Browscr/Scrvcr，浏览器/服务器）结构，又称为 B/S 模式，通过 Web 方式统一技术平台、统一数据库管理，为"一个标准、一个数据中心、一个平台、一套应用"的在线学习系统（石义琦，2013）。通过一站式的登录，所有用户登录后，系统会自动同步第三方系统的用户数据信息（余洋，2014）。

　　B/S 模式统一了客户端，将系统功能实现的核心部分集中到服务器上，简化了系统的开发、维护和使用（魏琦，2011）。客户机上只需要安装一个浏览器，服务器上安装 SQL Server、Oracle、MySQL 等数据库（张骞，2013）。用户可以通过浏览器访问互联网上由 Web 服务器产生的文本、数据、图片、动画、视频点播和声音等信息（王筱芽，2010）。而每一个 Web 服务器又可以通过各种方式与数据库服务器连接，大量的数据实际存放在数据库服务器中（杨静雄，2011）。B/S 结构示意图如图 8.1 所示。

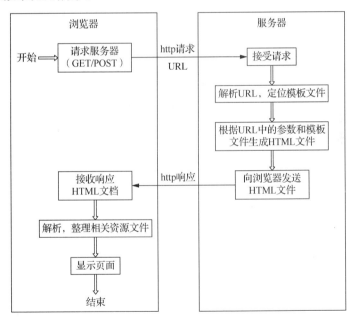

图 8.1　B/S 结构示意图

1. Web 无障碍应用开发

开发和测试可访问的 Web 应用主要有以下几个方面。

1）键盘支持，要求所有通过鼠标完成的操作都能用键盘完成。WebKing 进行静态检查，通常由开发人员在单元测试时进行，检查 HTML（hyper text markup language，超文本标记语言）页面中不满足 CI162 所对应列表的项。目前由于

WebKing 不支持 ARIA（accessible rich internet applications，可访问的互联网应用程序），很多 ARIA 的标签不能被正确地识别，所以 WebKing 检查出的错误需要逐个检查，区别错误是因为真正违反了 Checklist，还是因为 WebKing 不能识别 ARIA 的标签。

2）高对比度的支持，在高对比度模式下，屏幕只有黑白两色，要保证 Web 应用在这种模式下不丢失信息。

2. 系统功能

（1）系统前台管理

系统前台管理功能描述如表 8.1 所示。

表 8.1　系统前台管理功能描述

一级功能点	二级功能描述	具体功能描述
用户登录		教师和学生统一身份认证，一站式登录
在线教育	概述	系统采用 B/S 纯网页架构设计，无须下载客户端软件，安全可靠，应用简单方便 在低带宽条件下可实现 1 920 像素×1 080 像素的高清视频传输的流畅性，且无延时；面部表情清晰，唇音同步，音视频同步；无啸叫和停顿等现象 智能守护，网络中断自动连接，确保进入原课堂模式
	教	互动视频：视频弹题，边学边巩固，让学生的学习更有深度 轻直播：轻松对应万人级在线学习；多平台观看，随时随地学；微信宣传，一键分享 智能题库：真题测评、智能组卷、学情分析，提高效率
	学	在线笔记：知识共享、内容沉淀、知识提炼 互动问答：可以和教师、同学进行交流 学习计划：系统学习，建构知识体系
	管	课程管理：标签化管理，知识结构更科学，让学生轻松找到心仪的课程 学生管理：看得见的学习进程，全方位跟踪学生的学习情况
	聊	小组互动：知识共鸣打造学习轻松社区，精华内容增强学生荣誉感 语音交流：学习版的微信朋友圈 私信沟通：对端同步，高校交流，知识传递更灵活
	课堂练习	教师上课时可以布置课堂练习，学生在线解答，系统自动判断学生解答情况并且提供数据统计和课堂讲解功能
	课堂录制	录制课堂，录制后文件存在用户本地
	视频共享	教师上传视频到服务器上，转码后将视频进行共享
	远程桌面	将教师的计算机屏幕共享在电子白板区域，供上课时互动
	视频点播	录制视频上传到第三方系统供师生点播
	文本聊天	上课过程中的群聊和私聊功能，教师有权限开启或关闭
	学生列表	显示在线教育中的学生列表，教师在线管理课堂中的学生，包括设为发言人、禁言、请出课堂等操作。教师对学生的学习情况做全程记录，实时导出记录报表

（2）系统后台管理

系统后台管理功能描述如表 8.2 所示。

表 8.2　系统后台管理功能描述

一级功能点	二级功能描述	具体功能描述
用户管理	教师管理	显示系统中教师的基本信息，系统管理员可以在系统中对教师进行增、删、改、查的操作，每个教师的特有属性为隶属学校、职务、学科和所带年级和班级等信息。支持批量导入、导出
	学生管理	显示系统中学生的基本信息，系统管理员可以在系统中对学生进行增、删、改、查的操作，每个学生特有属性为隶属学校、所在年级和班级、学习情况分析报表等信息。支持批量导入、导出
教学管理	课程管理	可以按类、门、节进行课程的不同方式进行管理 可以实现对不同教师组建的班级进行课程的归属管理
	在线教学管理	显示、查看所有在线教育列表，可以查询和查看聊天记录、下载课堂上所用的相关课件及删除课程的操作
	在线共享题库	显示、查看所有在线教育习题课，教师可以对习题进行增、删、改、查的操作。管理员可以对系统进行删、查的操作
在线测试管理	在线测试列表	显示系统内所有在线测试列表，对在线测试进行增、删、改、查的操作。新增测试题及答案分析，支持单题录入和模板录入等方式，支持主观题和客观题录入。同时可以审核教师前台创建的测试题，审核通过即可显示在前台页面中

（3）管理员管理中心

1）课堂管理，记录所有教师开设的课堂，包括未开始、已结束、进行中的所有课堂信息；共享题库，记录所有教师创建的课堂习题库；班级管理，可以设置（添加、修改、删除）年级和班级；人员管理，在这里可以对已添加的人员进行管理，也可以直接添加新成员；个人信息，在这里可以设置自己的个人信息。

2）教师用户中心，成功登录页面，单击"课堂管理"进入个人用户中心，包括个人用户中心记录、课堂管理、我的题库、共享题库、个人信息；课堂管理，记录所有课堂信息，包括上课人员信息与考勤信息；我的题库，管理和添加课堂练习时使用的题库；共享题库，所有教师创建的题库，提供查看、导入功能。

3）个人信息设置，修改或设置个人资料。

4）学生用户中心，学生登录个人用户中心可以修改或设置自己的个人资料，也可以查看参加的课堂记录；登录成功后，在即时通信窗口下方单击"课堂管理"进入个人用户中心；个人用户中心可以查看所有课堂的情况和修改个人信息。

5）视频点播，教师将通过实时录播功能录制的教学视频上传到系统，供师生课后点播视频。

6）视频转播，录制的教学视频可以通过本地和网络进行第三方转播。

（4）技术特点

视频指标包括编码方式（H.263、H.264）、传输方式（RTMP 传输）、帧率（可以调节，范围 5～30fps）、CIF 分辨率（可以调节并支持主流的分辨率：QQVGA、QVGA、VGA、XGA、WXGA、WUXGA、WSXGA）。

音频指标包括编码方式（Speex 符合国际电信联盟制定的 G.711 标准）、传输方式（RTMP 传输）、比特率（即码流，可自动调节，22.0kb/s）、采样率（16kHz）。

视频转码包括：支持从 H.263 转码成 H.264；服务器端转码可以有效解决下行的流量，解决低宽带用户的需求；H.264 编码比 H.263 编码的压缩比提高了 3 倍，宽带占用率降低了 2/3；H.264 的编码采用了降噪处理，解决了视频的马赛克问题；调整 H.264 的关键帧间隔可以增加 P 帧的数量，减小带宽，调整第一次播放视频的时间。

以下是使用不同视频分辨率下的参考带宽，默认设置下一个终端只需要最低 30kb/s 的上行和下行带宽就可以正常学习课程。系统在 license 成功授权下，支持无限量创建新课堂。根据客户实际需求，同时并发 500 点，普清需要的带宽为 200Mb/s，高清需要的带宽为 500Mb/s；同时并发 1 000 点，普清需要的带宽为 500Mb/s，高清需要的带宽为 1Gb/s。

（5）服务与支持

系统运行后，运营保障团队应该由学校教师、学生组成，如果条件允许，可以引入第三方非营利组织或者机构参与。平台服务成员需要相对稳定，具有一个良好的保障体系，可以做到 7×24h 服务，为参与融合教育学习的学生提供良好的服务体验。

（6）平台扩展开发

1）线下教学视频的拍摄可以通过平台直接实时播放。

2）对学生的学习特征进行数据挖掘，包括学生的文字、音频、视频资料的学习，在平台上的问题交流，针对学生进行学生画像的分析并进行平台内外内容的精准推送。前提是需要平台自身资源丰富并能把学生吸引到平台上学习。

3）针对听障学生的线上融合教育的学习效果评估。学生在线上自主学习的过程如果有更为科学的评估、评测方法即可对学生的学习进行有效的引领和指导，此方向在听障学生融合教育领域的研究属于超前创新研究。

8.4　多模态听障学生融合无障碍在线教育系统实现的具体技术

以已建成的听障学生融合教育在线教育系统为例，说明在线融合教育系统的具体实现技术和发展方向。现有在线教育系统使用的开源技术适用于所有类别的融合线上教学系统的搭建，是一个节省成本、安全性高的一体化解决方案。

8.4.1　多模态听障学生融合无障碍在线教育系统运行的基本环境

在线融合教育系统采用的基本软硬件环境和一般的在线教育系统基本相同，采用主流开源软件及比较低的服务硬件配置。

软件配置为 Ubuntu14.04 server + Nginx + MySQL + PHP；硬件配置最低标准是至强 4 核 CPU + 16GB 内存 + 1TB 硬盘。

1. 软件部署

操作系统选择了 Ubuntu（乌班图）14.04，是一种 Linux 操作系统，它具有高稳定性和高性能，在网站服务器方面明显优于 Windows 操作系统。网站框架选择 EduSoho，EduSoho 是中国首款结合云计算的开源在线教育软件，是一款 B2C 独立网校系统，适合企业及个人快速构建个性化在线网络课堂平台。系统是基于 PHP 语言及 MySQL 数据库构架开发的跨平台开源程序。EduSoho 可应用于个人、机构等开设远程教学培训系统。特别适用于培训机构开设独立品牌网校、建立微课程、翻转课堂等网络课堂平台，高等学校建立大规模开放课程（MOOC）平台。课程发布系统支持 4 种课时类型：视频、图文、音频、PPT，除自主发布视频，也可以引用站外（优酷、土豆、网易公开课）视频（赵静，2014）。

2. 硬件部署

多模态听障学生融合无障碍在线教育系统支持服务器分布式部署，后台的不同服务器可以部署在同一台机器上，也可以部署在不同的服务器上（图 8.2）。

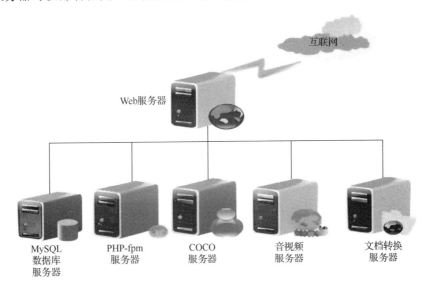

图 8.2　多模态听障学生融合无障碍在线教育服务器分布式部署拓扑图

8.4.2　多模态听障学生融合无障碍在线教育系统具体技术解析

1. EduSoho 系统框架技术解析

EduSoho 系统基于 LNMP（Linux/Nginx /MySQL/PHP）技术开发，应用层基于 Symfony2 Web Framework 自主研发的一套高可用性、高可伸缩性的开发框架，平台基于此框架构建，具备在云中部署、外部扩展的能力。

2. 流媒体服务器技术解析

流媒体在播放前不是完全下载整个文件，而是把开始部分内容存入内存，数据流是随时传送随时播放的（王利国，2006）。一个完整的多媒体文件是由音频和视频两部分组成的，H.264 和 Xvid 就是视频编码格式，MP3 和 AAC（advanced audio coding，高级音频编码）就是音频编码格式，字幕文件只是附加文件（王丹等，2014）。

3. 流媒体协议原理解析

（1）HTTP 渐进式下载原理（仅支持文件播放）

HTTP（hyper text transfer protocol，超文本传输协议）可以边下载边播放，从严格意义上讲，它不是直播协议。它的原理是先下载文件的基本信息和音频视频的时间戳，再下载音频、视频数据。以播放 MP4 为例，HTTP 先下载文件头，根据文件头指引下载文件尾，然后下载文件的音频、视频数据（张洋洋，2016）。

（2）苹果支持的 HLS 原理（实况直播、文件点播）

HLS（HTTP live streaming，HTTP 直播流）的文件点播过程中，使用 iOS 系统开发工具"文件分段器"将基于 H.264 和 AAC 或 MP3 的 MPEG-4 分段，生成.ts 和.m3u8 文件，存储于普通服务器上。iOS 系统应用程序或苹果浏览器可以通过访问.m3u8 文件获取到索引，并下载所需要的数据片段来播放。

HLS 的实况直播过程中，使用 iOS 系统开发工具"流分段器"将基于 H.264、AAC、MP3 的 MPEG-2 传输流分段，可使用其他工具将 MPEG-4 音视频文件加载到 MPEG-2 传输流当中，生成.ts 和.m3u8 文件，存储于普通服务器上。iOS 系统应用程序或浏览器可以通过访问.m3u8 文件获得索引，并下载所需要的数据片段。

（3）Adobe Flash 支持的 RTMP 协议（支持文件播放和实况直播）

RTMP（real time messaging protocol，实时消息传输协议）是被 Flash 用于对象、视频、音频的传输协议。这个协议建立在 TCP 或者轮询 HTTP 上。RTMP 就像一个用来装数据包的容器，这些数据既可以是 AMF（action message format，动作信息格式）的数据，也可以是 FLV（flash video，flash 视频）中的音视频数据。

一个单一的连接可以通过不同的通道传输多路网络流，这些通道中的包是按照固定大小的包传输的（林黎鸣，2011）。

（4）RTSP

RTSP 用于 C/S 模型，是一个基于文本的协议，用于在客户端和服务器端建立和协商实时流会话（张前进，2011）。RTSP 是应用级协议，控制实时数据的发送（周天平，2008）。

4. 流媒体服务器的协议栈

设计流媒体服务器时需要在传输层协议（TCP/UDP）和应用层之间增加一个通信控制层。在增加的通信控制层中，采用相应的 RTSP，主要有：数据流部分的 RTP，用于控制部分的 RTCP 和 RTSP（周华，2012）。流媒体服务器的协议栈结构图如图 8.3 所示。

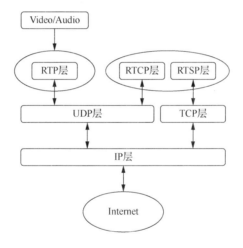

图 8.3　流媒体服务器的协议栈结构图

RTP 主要是用来传送实时的流媒体信息，数据包主要包括多媒体数据，以及所携带负载的时间戳、顺序号等。RTCP 的数据包主要包括接收者收到某个多媒体流的服务质量信息 QoS，用于对服务器端的反馈（亚米迪，2007）。RTSP 是一种控制协议，包括通信连接前的设定，从服务器送出的多媒体资料的控制，用于控制具有实时性的数据传输。它提供对流媒体的类似 VCR（video cassette recorder，盒式磁带录像机）的控制功能，如播放、暂停、快进、录制等，也就是 RTSP 对多媒体服务器实施网络远程控制（付媛媛，2006）。流媒体服务器的功能框图如图 8.4 所示。

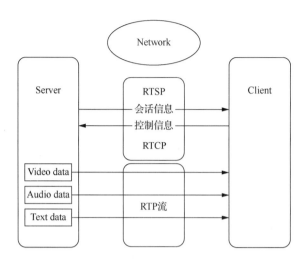

图 8.4　流媒体服务器的功能框图

　　当服务器收到 RTSP 的请求时，它首先产生 RTSP 请求对象。服务器通过 RTSP
的应答信息将请求的内容以会话流（streaming session）的形式描述，内容包括数
据流包含多少个流、媒体类型和编解码格式。一个会话流由一个或多个数据流组
成，如视频流和音频流等（陈鹭，2009）。实际的数据流通过 RTP 传递到客户端。
RTP 在一对一或一对多的传输情况下工作，其目的是提供时间信息和实现流同步。
RTP 本身并不能为顺序传送数据包提供可靠的传送机制，它依靠 RTCP 一起提供
流量控制和拥塞控制服务。在 RTP 会话期间，各连接者监视下层网络的性能，并
将相关信息放入 RTCP 包，周期性地传送 RTCP 包来通知发送方。发送方也可以
用 RTCP 包提供每次的会话信息，包中含有已发送的数据包的数量、丢失的数据
包的数量等统计资料。因此，服务器可以利用这些信息动态地改变传输速率，甚
至改变有效载荷类型。RTP 和 RTCP 配合使用，因有效的反馈和最小的开销使传
输效率最佳（亚米迪，2007）。

　　5. 流媒体的传输技术

　　1）单播：主机之间"一对一"的通信模式，网络中的交换机和路由器对数据
只进行转发不进行复制（牟宝璐，2010）。
　　2）广播：主机之间"一对所有"的通信模式，网络对其中每一台主机发出的
信号都进行无条件的复制并转发，所有主机都可以接收到所有信息（不管是否需
要）。因为其不用路径选择，所以其网络成本很低廉（汪维清，2007）。数据网络
也允许广播的存在，但其被限制在二层交换机的局域网范围内，禁止广播数据穿
过路由器，防止广播数据影响大面积的主机（张慧，2008）。

3）组播：主机之间"一对一组"的通信模式，也就是加入了同一个组的主机可以接收到此组内的所有数据，网络中的交换机和路由器只向有需求者复制并转发其所需数据。主机可以向路由器请求加入或退出某个组，网络中的路由器和交换机有选择地复制并传输数据，即只将组内数据传输给加入组的主机。这样既能一次将数据传输给多个有需要（加入组）的主机，又能保证不影响其他不需要（未加入组）主机的其他通信（马红霞，2009）。

6. 无障碍网站的 Web 开发技术

（1）WAI-ARIA 技术

无障碍网站是指视障者和听障者可以利用互联网方便地、无障碍地获取信息、浏览网页信息，如无法正常获取信息，要使用替代方式或者辅助工具来帮助人们完成信息的输入和输出（肖琨，2012）。网站需要提供辅助工具及语言功能的无障碍服务，方便残障人士从网络上获取信息。WAI-ARIA（Web accessibility initiative's accessible rich internet applications，Web 无障碍倡议无障碍互联网应用）可以使一些有功能（如听力、视力）障碍的人群，使用网站。WAI-ARIA 是 W3C 编写的规范，定义了一组可用于其他元素的 HTML 特性，用于提供额外的语义化及改善缺乏的可访问性。以下是规范中 3 个主要的特性：角色，定义了元素的作用；属性，通过定义一些属性元素，让它们具备更多的语义；状态，用于表达元素当前条件的特殊属性。WAI-ARIA 属性是：不会对 Web 页面有任何影响，除了让更多的信息从浏览器暴露给 accessibility APIs（无障碍 API），这也是屏幕阅读器这类软件的信息源。WAI-ARIA 不会影响网页的结构及 DOM 等，尽管这些属性可用于作为 CSS 选择器。

（2）语音识别技术

语言识别技术是一门综合交叉型的学科，涉及多个领域的学科知识，其中包括信号处理、模式识别、概率论和信息论、发声机理和听觉机理、人工智能等（刘子京，2009）。从分类应用的角度看，识别的对象不同，语音识别任务大体可分为3 类，即孤立词识别（isolated word recognition）、关键词识别（或称关键词检出，keyword spotting）和连续语音识别（丁睿，2010）。其中，孤立词识别的任务是识别事先已知的孤立的词，如"开机""关机"等；关键词识别的任务是在语音信号中检测指定词语的所有出现位置。连续语音识别的任务则是识别任意的连续语音，如一个句子或一段话；连续语音流中的关键词检测针对的是连续语音，但它并不识别全部文字，只是检测已知的若干关键词在何处出现，如在一段话中检测"计算机""世界"这两个词（张凤和高航，2014）。可以把语音识别技术分为特定人语音识别和非特定人语音识别，前者只能识别一个或几个人的语音，而后者可以被任何人使用。显然，非特定人语音识别系统更符合实际需要，但它要比针对特定人的识别困难得多（赵淳，2009）。根据语音设备和通道，可以分为 PC 端语音识别、电话语音识别和嵌入式设备（手机、PDA 等）语音识别。不同的采集通道会使人的发音的声学特性发生变形，因此需要构造各自的识别系统（蒲甫安，2012）。

8.5　本 章 小 结

　　本章在普通在线教育系统搭建技术的基础上，融合针对听障学生无障碍学习的多模态技术，来说明多模态听障学生融合在线教育系统的具体实现技术和发展方向，提出了一个节省成本、安全性高的一体化解决方案。

　　通过构建的多模态听障学生融合教育在线教育系统将融合教育资源通过在线教育的平台展现出来，使听障学生既可以通过移动智能终端和 PC 端在课后的线上进行线下课堂学习内容的复习、交互学习和讨论，又可以让听障学生通过平台自主学习。该系统打破了听障学生融合教育的地域限制，可以随时随地点播课程。多模态融合在线教育体系，极大地促进和提高了听障学生的学习效率，实现了对融合课堂教育的有效补充。

参 考 文 献

陈鸶，2009. 基于标准协议的流媒体平台的研究和实现[D]. 上海：上海交通大学.

丁睿，2010. 基于 WinCE 的嵌入式虹膜信息采集系统的设计与实现[D]. 西安：西安科技大学.

付媛媛，2006. 一种 IPTV 系统的设计与实现[D]. 武汉：华中科技大学.

李东锋，2014. 面向听障儿童的无障碍移动学习资源设计与实现[D]. 徐州：江苏师范大学.

廖俐鹃，2014. 美国网络高等教育十年发展历程及启示：基于斯隆联盟 2003 至 2012 年系列调查报告[J]. 广州广播电视大学学报，（1）：1-6.

林黎鸣，2011. 电力公司营销客服 GIS 系统的设计与实现[D]. 天津：南开大学.

刘颖颖，2016. 特殊教育与信息技术整合教学研究[J]. 中小学电教（下半月）（12）：57.

刘子京，2009. IP 融合通信中统一消息与智能语音处理技术的研究与实现[D]. 南京：东南大学.

马红霞，2009. 网络多播拥塞控制技术研究[D]. 南京：南京理工大学.

牟宝璐，2010. 电力推进船舶监控管理系统的实时数据通信平台[D]. 大连：大连海事大学.

蒲甫安，2012. 语音识别系统噪声鲁棒性算法研究[D]. 重庆：重庆邮电大学.

石义琦，2013. 基于区域综合服务大平台构建个人网络空间：以南山教育综合服务大平台的开发与应用为例[J]. 教育信息技术（10）：12-15.

孙敏，张世红，2016. "互联网+"环境下城镇学生远程学习探索[J]. 农业科技与信息（8）：143-144.

汪维清，2007. 低代价最短路径树快速算法的时间复杂度研究[D]. 重庆：西南大学.

王丹，郑宇，刘政，2014. 硬盘录像的解码、调取及取证规范[J]. 城市建设理论研究：电子版（7）：1.

王利国，2006. 浅谈流媒体技术及其应用[J]. 太原大学教育学院学报，24（4）：78-80.

王筱芽，2010. 基于 Web 的艺术类大学生心理健康辅助教育系统的设计与开发[D]. 上海：华东师范大学.

魏琦，2011. 基于 web 的高校贫困生信息管理系统[D]. 成都：电子科技大学.

肖琨，2012．政府网站在公共信息服务中的问题与建议[J]．科协论坛（下半月）（11）：144-145．

亚米迪，2007．SIP 协议的研究与分析[D]．北京：北京邮电大学．

杨静雄，2011．大理州中心血站无偿献血者信息管理系统的设计与实现[D]．成都：电子科技大学．

杨晓宏，周效章，2017．我国在线教育现状考察与发展趋向研究：基于网易公开课等 16 个在线教育平台的分析[J]．电化教育研究，38（8）：77．

余洋，2014．基于统一身份认证的电子政务资源整合平台[D]．南京：东南大学．

张凤，高航，2014．自然语言处理技术在西方国家军事领域的应用现状[J]．国防科技，35（6）：75-82．

张慧，2008．电子商务下流媒体视频会议系统的设计与研究[D]．广州：华南理工大学．

张满才，丁新，2006．在线教育：从机遇增长，到融入主流、稳步发展：美国在线高等教育系列调查评估对我国网络教育发展的启示[J]．开放教育研究，12（2）：10-17．

张骞，2013．基于 GIS 和 Memcached 的铁路接触网精细化检修管理系统的设计与实现[D]．上海：华东交通大学．

张前进，2011．基于 RTP 的 H264 实时传输系统的研究[D]．合肥：合肥工业大学．

张洋洋，2016．DASH 中的自适应视频传输算法[D]．合肥：中国科学技术大学．

赵淳，2009．嵌入式非特定人孤立词语音识别系统的设计与实现[D]．北京：北京工业大学．

赵静，2014．基于 WEB 的在线学习系统的设计与实现[D]．西安：西安电子科技大学．

周华，2012．基于 Linux 系统的流媒体视频点播系统的设计与实现[D]．西安：西安电子科技大学．

周天平，2008．流媒体系统协作缓存技术研究[D]．合肥：中国科学技术大学．

第3篇 基于多模态人机交互的听障者生活无障碍技术研究

第9章 基于多模态人机交互的听障者生活无障碍系统

听障者对声音无反馈或者反馈弱，不能及时对声音等信息做出相应的反应，导致生活有诸多不便。例如，访客不断地按门铃，听障者因为对声音无反馈而没有回应；厨房炉灶上的水已经烧开，嘶嘶作响，但听障者听不见，导致火灾；学校里的听障学生早起上课，普通闹铃不起作用，只能开振动并放到枕头下。

因此通过现代物联网技术、传感器技术及人机交互技术研究适用于听障者的智能生活辅助系统符合当前社会的发展需求。利用传感器自动感知听障者周围预感知物体的状态，当满足预设条件时通过通信装置发送控制信号，控制指环振动，并用不同编码来描述反映的信息，使听障者在第一时间得到预感知物体的信息，解决听障者日常生活遇到的不便和难题，能够满足听障者的日常需求。

本章提出一种辅助听障者日常生活的装置，特别是一种基于无线发射和接收装置的振动反馈装置，是一种利用无线通信技术、视频反馈技术相结合的听障者生活辅助系统。

9.1 听障者生活无障碍辅助装置

本章提出的听障者生活无障碍辅助装置（图9.1）是解决听障者生活中遇到的与声音信息反馈相关联的信息处理反馈装置。

为实现系统的目的，听障者生活无障碍辅助装置包括以下模块。

1）传感器模块。感知物品的当前状态，当达到符合要求的条件时触发短距离数据通信模块。

2）短距离数据通信模块。包括 RFID 信息发送模块及信息接收装置，负责将传感器模块触发的事件信息发送给数据处理模块。

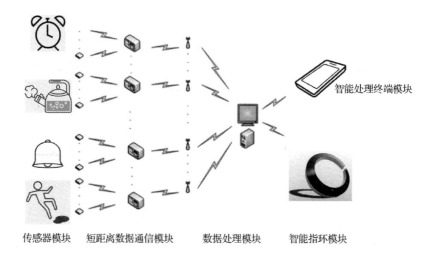

智能处理终端模块

传感器模块　　短距离数据通信模块　　　数据处理模块　　　智能指环模块

图 9.1　听障者生活无障碍辅助装置示意图

3）数据处理模块。根据短距离数据通信模块所传递的信息进行同步处理，将控制指令通过短距离数据通信模块发送给智能指环模块，同时将获取的信息发送给智能处理终端模块（如手机等的 App）。

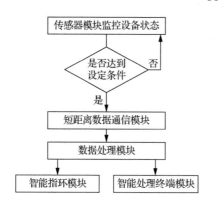

图 9.2　听障者生活无障碍辅助装置系统流程图

4）智能指环模块。当收到数据处理模块发送来的控制指令后首先启动振动模式，然后按照相应的指令发出相应颜色的光。

5）智能处理终端模块。根据数据处理模块传输的信息在应用程序中找到相应的处理程序，将结果以图像文字等多媒体形式反馈给听障者。

听障者生活无障碍辅助装置系统流程图如图 9.2 所示。

9.2　以振动反馈为核心的智能指环多模态交互模型

听障者生活无障碍智能手环的设计主要侧重于研究用各种高灵敏的传感器来弥补听障者在听觉感官上的不足。基于此，本节建立了一套辅助听障者日常生活的系统，使用各种灵敏的传感器来代替听障者在听觉上对外界环境的信息采集，并传输到数据处理中心进行数据分析处理。数据处理中心可结合智能家居，经过对各种数据的分析处理，然后将监测结果反馈给用户，用户根据监测结果了解自己所使用的生活用品的状态，当这些用品达到临界状态，需要提醒使用者注意时，智能指环自动将信息反馈给用户，并发出振动信号，从而极大地提高了用户使用物品的效率，同时降低了使用风险。此外，采用短距离、低功耗的 ZigBee 无线通信技术进行传输数据，使数据及指令的传输更高效快捷，增强了可持续性。

9.2.1　听障者生活无障碍智能指环的需求

众所周知，听觉缺陷是听障者的最大困扰。目前，听障者使用的传统助听方式是植入人工耳蜗，但这种方式造价高，遴选条件苛刻，不是所有听障者都能应用此方法得到听觉补偿。

9.2.2　听障者生活无障碍智能指环硬件选型

智能指环主要由振动马达、重力传感器、压力传感器、脉搏传感器、ZigBee 传输协议等组成，如图 9.3 所示。该指环具有振动及闪烁灯光提示听障者查看信息的功能，还有当听障者发生意外时可以按下指环上的按钮，指环会自动给家人发送信号，同时发出报警声音。

除此之外，智能指环还可以通过重力传感器来检测听障者的睡眠质量，以及通过脉搏传感器来实时获取听障者的心跳状况，这些状况通过另外一个封装好的数据处理中心模块进行分析之后将信息反馈到移动智能终端，同时通过指环的振动，听障者可以从手机上实时获取自己的身体信息，避免突发事件发生。基于此，

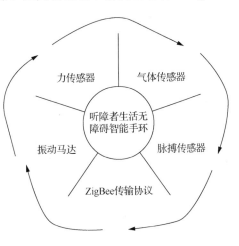

图 9.3　智能指环构成图

智能指环的硬件选择及前期获取的压力传感器的选择就尤为重要。

（1）门铃上安装压力传感器

压力传感器是将压力转换为电信号输出的传感器（宋连庆等，2018）。通常把压力测量仪表中的电测试仪表称为压力传感器。压力传感器一般由弹性敏感元件和位移敏感元件（或应变计）组成。弹性敏感元件的作用是使被测压力作用于某个面积上并转换为位移或应变，然后由位移敏感元件或应变计转换为与压力成一

定关系的电信号（叶凯等，2018）。

（2）水壶里放入含有防水温度传感器的集成装置

同压力传感器一样，防水温度传感器的集成装置可以将产生的电信号使用 ZigBee 技术传输给手机和智能指环（毛玉蓉，2010），智能指环振动，提示用户看手机，同时手机上显示"水开了"之类的信息（施承等，2006）。

（3）厨房中安装 MQ.5 气体传感器

MQ.5 气体传感器所使用的对气体敏感的材料是在清洁空气中电导率较低的二氧化锡（SnO_2）。当传感器所处环境中存在可燃气体时，传感器的电导率随空气中可燃气体浓度的增加而增大（董兴，2015）。使用简单的电路即可将电导率的变化转换为与该气体浓度相对应的输出信号。

MQ.5 气体传感器可检测多种可燃性气体，特别是天然气，是一款适合多种应用的低成本传感器。

（4）闹钟内安装声音传感器

声音传感器内置一个对声音敏感的电容式驻极体话筒。声波使话筒内的驻极体薄膜振动，导致电容的变化，而产生与之对应变化的微小电压。这一电压随后被转化成 0.5V 的电压，经过模数转换被数据采集器接受，并传送给数据处理中心，经过分析之后，发送信号控制智能指环振动和手机显示信息，提醒用户闹钟在响。

（5）在指环中嵌入光电式脉搏传感器

根据朗伯-比尔（Lambert-Beer）定律（Rose，1952），物质在一定波长处的吸光度和浓度成正比。当恒定波长的光照射到人体组织上时，通过人体组织吸收、反射衰减后测量到的光强在一定程度上反映了被照射部位组织的结构特征。

脉搏主要由人体动脉舒张和收缩产生，在人体指尖，组织中的动脉成分含量高，而且指尖厚度相对其他人体组织而言比较薄，透过手指后检测到的光强相对较大，因此光电式脉搏传感器的测量部位通常在人体指尖。

光电式脉搏传感器是根据光电容积法制成的脉搏传感器，通过对手指末端透光度的监测，间接检测出脉搏信号（戴君伟和王博亮，2006）。光电式脉搏传感器具有结构简单、无损伤、可重复等优点。

（6）在智能指环中嵌入重力传感器

重力传感器是采用弹性敏感元件制成悬臂式位移器，与采用弹性敏感元件制成的储能弹簧来驱动电触点，完成从重力变化到电信号的转换。将重力传感器嵌入智能指环中可以检测到用户在睡眠时是否有剧烈运动（如睡眠时翻身等动作会被传感器检测到），并将信号发送至数据处理中心，在早上起床时信息经处理发送到手机，告诉用户其睡眠情况。

（7）在智能指环中嵌入压力传感器

当听障者摔倒或者有突发情况发生时，通过按钮来触发压力传感器，从而发出求救信号，数据控制中心接收到信号后会给提前设置好的目标手机上发出求救的信息，同时会控制智能指环发出报警的声响，让周围的人能及时发现，使听障者得到救助。

9.3　听障者生活无障碍辅听耳机

辅听设备的目的之一是减小空间因素对于听障者与人沟通时的影响。对于听障者而言，即使已经佩戴助听器等辅听设备，以下几个因素依然会影响其对于声音信号的接收：首先，声源与听障者之间的距离。众所周知，声强的衰减速度随传播距离的增加而增加，距离增加一倍，声强降低 6dB。对于听力损失较重的听障儿童，其助听器的接受声源范围通常以 1m 左右为理想，超过 1m 听障儿童就难以听到或听清。其次，环境噪声的干扰，尤其对于听力损失较重的听障者及信噪比较低的情况，助听器的降噪功能还不能达到令人满意的效果。再次，空间声音回响，是指声信号在物体表面反射（包括窗、墙、未经特殊处理的家具等），从而产生多个"复制"却延后的声信号，这些声信号相互干扰使听障者无法满意地获得及处理声信息。最后，辅听设备价格昂贵，现阶段市场上的助听器、人工耳蜗的成本都较高，给听障者带来了经济负担。

为解决上述问题，我们设计了一种听障者生活无障碍辅听耳机（图 9.4）。该听障者生活无障碍辅听耳机，通过设置小话筒，能够接受环境中的声音信号；具有扩音器，使声音信号得以扩大，以让听障者听得见；具有护耳垫和护发垫，能够给听障者一种舒适感；具有音量旋钮，能够方便听障者根据自身情况调节声音大小，给听障者带来了很大的便利；具有干电池盒，使更换干电池变得很简便；具有控制器，使听障者自己能够操作生活辅助装置，利用控制器使作业简单，工作性能高，也减少了很多复杂的结构，节约了成本，适合大规模、长时间使用。

听障者生活无障碍辅听耳机的使用步骤及工作原理：①使用之前，先将干电池盒内的干电池换成新的；②关上干电池盒；③听障者将其佩戴在头上；④通过设置小话筒，能够接收环境中的声音信号，并将这个声音信号输送给音频电路；⑤音频电路对信号进行处理；⑥将处理之后的信号输送给控制器，控制器再将信号输送给扩音电路；⑦通过扩音器，使声音信号得以扩大，让听障者听见。

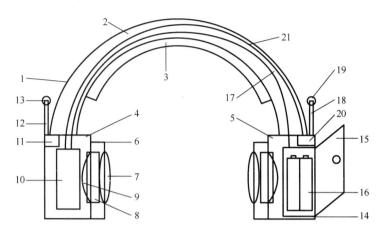

图 9.4　听障者生活无障碍辅听耳机

1. 装置体；2. 头带；3. 护发垫；4. 第一辅助器；5. 第二辅助器；6. 护耳垫；7. 扩音器；8. 扩音电路；
9. 音量旋钮；10. 控制器；11. 第一音频电路；12. 第一话筒杆；13. 第一小话筒；14. 干电池盒；
15. 电池盒盖；16. 干电池；17. 第一电线；18. 第二话筒杆；19. 第二小话筒；20. 第二音频电路；21. 第二电线

本节设计的听障者生活无障碍辅听耳机，采用运算集成电路和音频功率放大集成电路设计一个输出信号具有放大能力的扩声电路（图 9.5）。

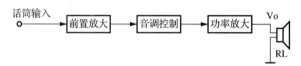

图 9.5　音频功率放大器组成框图

声音信号由话筒输入，音频功率放大器将声音源输入的信号进行放大，然后输出驱动扬声器。对于声音源的输出信号强弱是不一样的，有几毫伏到几百毫伏的电压差，由于音频放大器的增益是一样的，声音信号经过放大后，对于输出较弱的信号，功率放大器并不能将其放大到预想的效果；对于声音信号幅值过大的，功率放大器的输出信号会有严重过载失真的效果。所以，针对这一现象，本节设计了音频放大系统来解决上述问题，即在该系统中设置前置放大器，以适应不同的输入信号，可以进行放大、衰减和阻抗变换，使声音信号与功率放大器的输入灵敏度相匹配。

对于话筒和线路输入信号，一般只需要将输入信号进行放大和衰减，不需要进行频率均衡。前置放大器的主要功能：一是使话筒的输出阻抗与前置放大器的输入阻抗相匹配；二是使前置放大器的输出电压幅值与功率放大器的输入灵敏度相匹配。因为话筒输出信号非常微弱，一般只有几百微伏到几毫伏，所以前置放大器输入级的噪声对整个放大器的信噪比的影响很大。前置放大器的输入级采用低噪声电路，对于由晶体管组成的分立元件组成的前置放大电路，需要选择低噪声的晶体管，另外还要设置合适的静态工作点。

音调控制电路是为了控制放音音色，以适应不同的听众。该功能主要是通过对放音频带内放大器的频率响应曲线的形状进行控制来实现的。该控制电路还能补偿信号中所欠缺的频率分量，使音质得到改善，从而提高放音系统的放音效果。在高保真放音电路中，一般采用的是高音、低音分别可调的音调控制电路。一个良好的音调控制电路，要求有足够的高音、低音调节范围，同时有要求在高音、低音从最强调到最弱的整个过程中，中音信号（一般指1kHz）不发生明显的幅值变化，以保证音量在音调控制过程中不至于有太大的变化。音调控制电路大多由电阻、电容元件组成，利用电阻、电容电路的传输特性，提升或衰减某频段的音频信号，达到控制音调的目的。本章采用负反馈式音调控制电路，噪声和失真较小，并且在调节音调时，其转折频率保持固定不变，具有电路结构简单、工作稳定等优点。

功率放大器的作用是给音响放大器的负载提供所需要的输出功率。功率放大器的主要性能指标有最大输出不失真功率、失真度、降噪比、频率响应和效率。采用集成功放设计功率放大器不仅设计简单、工作稳定，而且组装、调试方便，成本低廉，所以本章选用集成功率放大器实现。目前，常用的集成功率放大器型号非常多，本章选取TDA2030集成功率放大器，该器件具有输出功率大、谐波失真小、内部设有过热保护、外围电路简单的特点，被广泛运用于功率放大器中。

由TDA2030构成的功率放大器电路如图9.6所示。该电路由TDA2030组成负反馈电路，其交流电压放大倍数为33倍，满足无障碍辅听耳机的设计要求。二极管D对电路起保护作用：一是限制输入信号过大；二是防止电源极性接反（黄燕宇，2010）。R、C组成输出相移校正网络，使负载接近纯电阻。电容C是输入耦合电容，决定功率放大器的下限频率。电位器可以调节音量。

该扩音器的原理就是把接收进来的信号，经过电子元件的组合，把信号放大，经过晶体管把放大信号通过扬声器放出声音，其原理是把声音信号转换为电信号，再将电信号转换为声音信号的转换器。该无障碍辅听耳机具有高音清脆、中音饱满、低音浑厚的特点，声音更加自然、平衡，使用者不易疲劳，头戴舒适，可以为听障者提供很大的帮助。

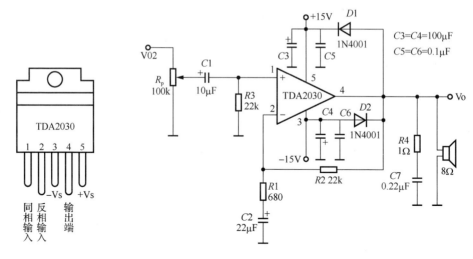

图 9.6　TDA2030 功率放大器

9.4　本 章 小 结

　　目前，听障者使用的传统助听方式是植入人工耳蜗，但并不适用于所有听障者。因此，在结合现代计算机科学技术理论，发明了一些成本较低的辅助听障者日常生活的产品，用以辅助更多听障者的日常生活。本章按照应用原理提出一种面向听障者的辅助听觉装置及以振动为核心的智能指环无障碍装置。

参 考 文 献

戴君伟，王博亮，2006. 光电脉搏传感器的研制和噪声分析[J]. 现代电子技术，29（2）：78-80.

董兴，2015. 基于无线传感网络的气体浓度监测系统设计[D]. 西安：长安大学.

黄燕宇，2010. TDA2030 在单电源供音频放大电路中的应用[J]. 硅谷（8）：11.

毛玉蓉，2010. 基于 Zigbee 技术的无线传感器网络研究[J]. 化工自动化及仪表，37（10）：91-94.

施承，宋铁成，叶芝慧，等，2006. 基于 Zigbee 协议的无线传感器网络节点的研制[J]. 广东通信技术，26（1）：9-12，24.

宋连庆，韩兴会，袁世博，等，2018. ZigBee 无线传感器网络平台设计与实现[J]. 计算机与数字工程，46（3）：508-511，522.

叶凯，赵国军，汤晨昱，2018. 基于 ZigBee 技术的电梯无线通讯系统研究[J]. 机电工程，35（6）：632-637.

ROSE H E, 1952. Breakdown of the Lambert-Beer law[J]. Nature, 169(4294): 287-288.

第 10 章　基于多模态人机交互的听障者无障碍交流关键技术研究

　　中国聋哑人约占残障人总数的 33%，约有 2 370 万人，大部分聋哑人不能与常人正常沟通，生活中手语成为他们交流的主要方式。然而，使用手语交流在很多方面具有局限性，特别是在和不了解手语的人沟通时显得尤为突出。语言是表达思想和情感的工具，在人们的社会生活中有着极其重要的作用。通过语言媒介，人们的社会生活才得以顺利展开。在我们的衣食住行中，没有一样是离得开语言的沟通与表达的，因而语言就成了一门技巧。语言是文化的一个重要组成部分，是保持生活方式的一个重要手段，它是为了生活的需要而产生的。

　　世界著名教育家海伦·凯勒指出，盲隔离了人与物，聋隔离了人与人。作为社会人，我们不能也无法离群而独自生存。反之，若沟通障碍未能解决，则即便是生活在人群中，也必然会被人们隔离，也就无法通过与人沟通来获得有用的信息，更无法获得高质量的生活。作为与有声语言截然不同的手语，从定义上讲，其是靠手势、表情来表达和输出信息，靠眼睛看来接收形象信息的一种视觉化语言。而从语言的作用上讲，手语是听障者参与社会生活的重要交流工具。听障者之间，听障者和会手语的普通人之间可以凭借手语交流思想，沟通信息，表达自己的愿望和要求。凡是有听障者生活的地方，就有手语的存在。手语是听障者学习、生活与工作中交流思想、情感的工具，是一种有别于有声语言的特殊的表达思想和情感的交际工具。精通手语的普通人很少，而我国的手语翻译研究还处于理论研究的初级阶段。

　　本章提出了一种基于多模态人机交互的听障者与普通人之间的无障碍交流方法，建立了听障者无障碍交流平台。听障者主要通过移动智能终端与手语翻译人员进行手语交流，手语翻译者再与普通人通过语音交流，实现听障者与普通人之间的无障碍交流。管理员主要通过管理和掌控以 PC 端为主的平台数据信息，利用群智计算和多模态人机交互的技术实现听障者与普通人的无障碍交流，使听障者的交流方式和生活质量变得更好。

10.1　群智计算与多模态人机交互技术

听障者无障碍交流终端，以 Android 操作系统、iOS 操作系统为基础，配套 PC 端人员信息管理软件、手机 App，可在医院、银行、派出所等特殊地点为听障者提供便捷服务，提高他们的生活质量，同时也为人机交互技术的研究提供了一种新的实现方式。

本章针对听障者无障碍交流平台进行研发，其中无障碍交流通过视频、语音、手语多个通道的方式实现多模态人机交互，完成平台服务。平台主要分为用户端、管理端、服务端。在用户端，用户通过手机 App 与服务端中的服务人员进行交流；在管理端，管理员通过 PC 端登录后实现对平台的数据信息的全局管理和掌控；在服务端，服务人员登录进入服务界面后，便可直接接受用户的视频请求。

听障者需要与普通人交流时，启用第三方服务，打开软件，发送通信请求，等待被请求方应答后，服务器端通过群智分发算法智能分配手语翻译志愿者，志愿者可以通过手机或客户端随时随地为听障者与普通人搭建无障碍交流桥梁。通过实时音频、视频连接，听障者使用手语与手语志愿者交流，手语志愿者使用语音告知普通人听障者所表达的语义，志愿者充当翻译媒介来完成听障者和普通人的无障碍交流。

本章所述平台由 PC 端和移动智能终端组成，解决两个方向人群的难题：一方面，听障者在生活及工作中遇到问题需要普通人帮助解决；另一方面，普通人在某种特定场合，如医院、法院等需要与听障者交流时的沟通难题。这两种情况都可以使用平台的公用模式和专用模式解决。

群智计算的基本思想是：在群智感知中，大量用户使用移动设备作为基本感知单元，通过移动互联网进行协作，实现感知任务分发与感知数据利用，最终完成大规模的、复杂的社会感知任务（赵东和马华东，2014）。

群智计算的后台处理依靠云计算等技术可以解决，而它的数据初始接收依靠传感器。数据的传输如果不依靠人的主观输入就只能依靠机器感知，这样会出现两种情况：一是数据在传输中可能出现侵犯隐私问题，传感器可能会把整套数据全部输出，这样数据拥有者将再无隐私可言；二是使用者屏蔽了大部分数据，导致数据的不完整性，很大程度上影响了最后结果的反映。如果全部调换成人为主观输入数据，尚能满足个人服务的需求，但未来的群智计算面向的应该是公众服务，人为主观输入数据便有可能出现假数据或者错误数据（主观篡改）的情况。群体数据的传输存在隐私泄露问题，并且根据近些年发生的事件来看，不仅是群智计算会出现这种问题，其他计算也可能出现这种问题。所以信息安全问题是发展群智计算之前急需解决的。

群智环境下数据可信度问题包括系统对个休采集端数据的验证和系统对事件结果的准确判断。一方面，采集数据的可靠性需要采用信用规范对客户端用户加以限制；另一方面，数据的可靠性需要更精确的算法来验证。群智环境虽然为假数据提供了上传的机会，但真实数据也拥有相同的机会，服务器如何分辨这些数据的真伪是一大挑战。

随着数据量的爆炸式增长，云计算开始为数据存储和挖掘提供支持，传感器和应用程序完成数据的采集与群体感知结果的反馈，感知层完成数据的采集，无论是参与式感知还是机会感知，都由终端采集用户数据并上传。挖掘层通常是为了发现某种知识或者统计某种结果而对大数据进行深层分析的。感知层也不再局限于固定的物体，在这个移动互联网时代，智能手机可以承担这一重要任务。我们可以为智能手机用户安装特定的 App，随时采集用户周围的环境信息，或是用户本身健康、情绪等的变化，再将这些数据进行统一的存储、分析操作。

群智计算与传感器相结合，能帮助人类了解这个世界。群智感知通过感知个体的信息而挖掘群体信息，并反作用于个体或群体。

在各项技术不断飞速发展的未来，群智计算最终会发展成为"人"的计算。智能手机将成为门户，为人机交互带来巨大变化，将形成以人为中心的感知源和计算终端。各个终端通过智能手机相连，具有扩展式的感知和交互能力，也为多模态人机交互提供了良好的应用环境。通过视频、语音、手语多个通道的方式实现多模态人机交互，可以为听障者在交流上扫除障碍，使他们能够顺利进行日常的无障碍交流。

10.1.1　群智计算技术

1. 群智认证

群智认证是听障者无障碍交流平台认证新加入平台的志愿者是否符合平台要求的一项技术。它采用志愿者认证机制对新加入交流平台的志愿者进行身份认证，通过认证后的志愿者才能使用系统服务。

群智认证流程（图 10.1）主要分为以下几步。

步骤 1：志愿者在平台上注册，在志愿者提出认证申请后开始随机分配 3 名可信用户对提出申请的志愿者进行身份认证。

步骤 2：平台认证，认证系统采用视频回访的方式考核志愿者。

步骤 3：平台考核，认证系统主要判断志愿者能否通过 3 位可信用户的认证。

步骤 4：若申请的志愿者能为听障者提供（通用）服务，或者申请的志愿者的专业能力及手语水平得到过认证，即可通过认证；否则，重新进行认证。

申请过程中，如果申请失败则返回申请首页，重新申请。

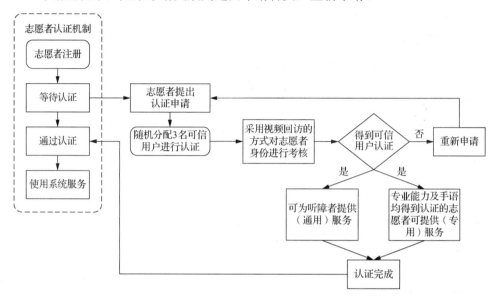

图 10.1　群智认证流程

2. 群智分发

群智分发主要是在听障者发起对话请求后，平台将会以手语区域、评分高、空闲客服的条件为听障者随机分配一名志愿者。随后客服人员或志愿者会帮助听障者和通话另一方顺利地完成对话，听障者对话完成后将会对平台和工作人员进行评分。以上是群智分发技术在平台中的运用，群智分发流程如图 10.2所示。

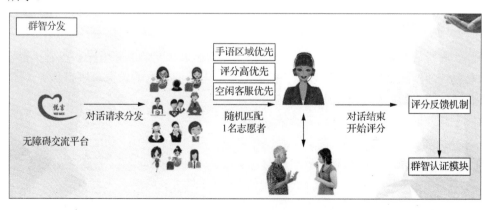

图 10.2　群智分发流程

在群智感知系统中，任务分配及用户调度算法非常重要，它根据系统客户的需求，将各个感知任务分配给参与群智感知的移动用户，以实现特定的优化目标，如完成任务时间最短、完成任务数量最多、最大化整体利润等；一个好的任务分配调度算法可以极大地发挥群智感知系统的价值。计算机领域中的任务分配调度问题已经有很多研究成果，它们通常是 NP 难解的。在群智感知系统中，由于智能设备随听障者移动，具有社交网络特性，任务的分配和听障者的调度需要对听障者的兴趣爱好、移动时间和活动地点进行综合考虑（洪晨，2015）。

群智分发过程中，完成数据传输会消耗大量的成本。本章的群智分发技术采用了一种基于中枢节点的多任务分发算法，该算法利用节点在移动网络中社交关系的不同特点，通过中枢节点选择算法，将部分节点作为中枢节点，并将其用于协助任务请求节点分发任务。在任务请求节点与中枢节点相遇时，同时给中枢节点本身和它的从属节点分配任务，并由中枢节点负责向从属节点分发任务与回收任务结果（徐哲等，2017）。

给定一个节点集合 $V = \{v_0, v_1, v_2, \cdots, v_{n-1}\}$，以及节点关系矩阵 $\lambda_{n \times n}$。$\lambda_{i,j}$ 表示节点 i 与节点 j 之间的单位时间内的平均相遇次数。令 $t_{i,j}$ 表示节点 i 与节点 j 通信的时间成本，即节点 i 与节点 j 相遇的平均时间间隔。

以下是中枢节点选择算法的描述。

输入：节点集合 $V = \{v_0, v_1, v_2, \cdots, v_{n-1}\}$；关系矩阵 $\lambda_{n \times n}$。

输出：每个节点对应的从属节点集合，若某节点的从属节点集为空，则其不作为中枢节点。

```
result=[   ,   ,…,   ],result 初始状态有 n 个空集
for j←l to n-1;
max = λj,0
indexmax = 0
for k←l to n-1;
如果 λ,λ 大于 max
max = λj,k
index = k
end for
result[ indexmax] = result[ indexmax] + {vj}
end for
输出 result
```

群智分发过程中应用了中枢节点算法，这种算法可以利用各听障者节点的社

会属性，通过利用合适的中继节点降低群智分发任务的时间成本（面向移动群智感知的多任务分发算法）。

10.1.2　听障者无障碍交流中的多模态人机交互技术

本章运用的多模态人机交互技术有流媒体技术、数据加密技术及多线程技术等。

1. 流媒体技术

流式数据传输的实现需要合适的传输协议。因为 TCP 对可靠性的支持，所以传输需要较多的开销，不太适合传输实时数据。在流式数据传输的实现方案中，一般采用 RTSP/TCP 来传输控制信息，而用 RTP/UDP 来传输实时多媒体数据（陈旸，2013）。

从 Android 操作系统的摄像头获取的编码 H.264 视频数据流，必须采取合适的封装策略才能在网络上传输。H.264 数据在网络上的有效传输应避免封装后的 RTP 数据包过大或过小。一方面，若封装后的 RTP 数据包大于网络最大传输单元（maximum transmission unit，MTU），该数据位将会被网络层分割成多个 IP 分片，每一 IP 分片被分配一个序列号，然后在网络上传输，接收端收到这些 IP 分片后按照序列顺序对其进行重组排序。IP 数据包在传输过程中总有一定的概率丢失，而当数据长度过大时，被分割成多个 IP 分片的 RTP 数据包加大了丢包的概率。IP 分片的丢失会影响整个原始数据包在接收端的重构，同时也降低网络传输的效率，使网络性能变坏。另一方面，封装后的 RTP 数据包过小，在一个数据包中头部比例就会变大，这使有效数据相应地变小，降低了网络利用率。所以，封装后的 RTP 数据包过大或者过小，都会影响网络传输效率（陆晓尉，2013）。

不同视频编码标准的码流结构各不相同，因此，不同编码标准的视频数据流的 RTP 封装需要考虑编码标准自身的特点，既能提高封装效率，又能保证传输质量。

H.264 标准提出的网络抽象层（network abstract layer，NAL）的概念使其编码的视频流数据能够非常有效地适用于各种网络中。H.264 标准视频流的 RTP 封装方式就是按照 NAL 单元结构特点进行封装的，满足 RTP 载荷规范中明确要求的设计规则。

1）数据包头的额外开销要小，MTU 长度控制在 100.64KB。

2）容易区分 RTP 数据包分组的重要程度，而不用对组内的数据解码。

3）能够检测出误码造成的解码问题，而无须解开比特流。

4）NAL 单元能够分割封装到多个 RTP 数据包中。

5）支持 NAL 单元重组，一个 RTP 数据包能封装多个 NAL 单元。

6）无须解码整个数据流，就能够检测数据包的类型。

由此得出，NAL 单元大小必须适合网络传输条件，MTU 是 RTP 数据包的上限。视频流传输的过程：首先把 NAL 单元作为有效载荷封装到 RTP 数据包中形成报文，接着把 RTP 报文作为 UDP 的有效载荷，最后封装成 IP 报文在网络中进行传输。MTU 的大小为 1 500B，IP 报头占 20B，UDP 报头占 8B，RTP 报头占 16B。所以，RTP 数据包的最大有效载荷长度是 1500.28.16=1 456B，即 NAL 单元的最大长度是 1 456B。网络传输报文结构如图 10.3 所示。

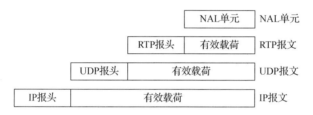

图 10.3　网络传输报文结构

视频流的 RTP 传输过程中，RTP 主要完成 3 个方面的工作。

1）将视频流数据转换为适合网络传输的 RTP 报文。首先视频编码后的 NAL 单元必须按照 RTP 标准封装成数据包才能在网络中传送。RTP 数据单元前加上报文头，形成数据 RTP 报文，再交由下层网络传输。

2）报文的传输。RTP 报文按照 UDP 传输视频流数据，发送端首先将 RTP 报文放入 UDP 数据包中，再放入 IP 数据包中，并为每个 IP 数据包设置地址等信息。网络中的节点根据每个 IP 数据包地址，为其选择路由，最终到达接收端。

3）RTP 报文在接收端解码为视频流数据。IP 报文在接收端由 RTP 解包，解包时若为合法报文，则解封装，交由解码器解码等。

RTP 发送的过程：首先，建立 RTP 会话，然后将从摄像头中获取的数据单元封装成适合网络传输的 RTP 报文，按照 UDP 发送出去。封包发送如图 10.4 所示。

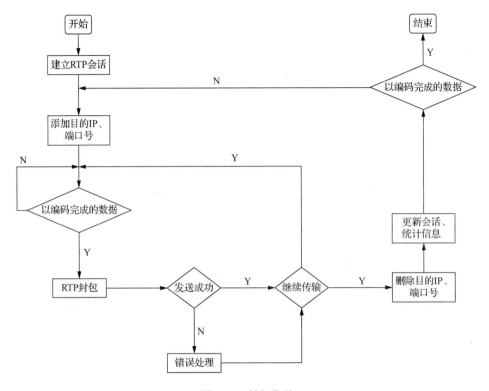

图 10.4　封包发送

当接收端接收到 UDP 数据包时，调用 RTP 下的接收处理函数。RTP 接收如图 10.5 所示。

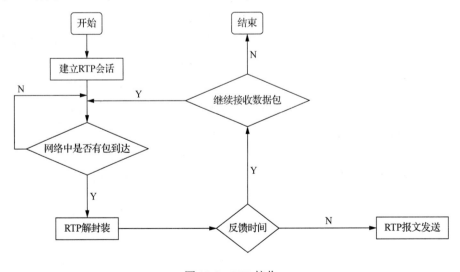

图 10.5　RTP 接收

2. 数据加密技术

（1）MD5 加密解密算法

信息摘要算法第五版（message digest algorithm，MD5），在 20 世纪 90 年代初由麻省理工学院的计算机科学实验室和 RSA 数据安全公司提出。Message.Digest 是指字节串（Message）的 Hash 变换，即把一个任意长度的字节串变换为一定长的大整数。MD5 将任意长度的"字节串"转换成一个 128 位二进制数，即 32 位十六进制数。MD5 的典型应用是对一段 Message（字节串）产生 fingerprint（指纹），以防止被"篡改"。MD5 采用的是安全的散列算法，输入两个不同的明文不会得到相同的输出值，根据输出密文值，不能得到原始的明文，即其过程不可逆。系统采用 MD5 算法如下：

```
public static string GetMD5(string str){
    byte[] b=System.Text.Encoding.Default.GetBytes(str);
    b=new
System.Security.Cryptography.MD5CryptoServiceProvider().ComputeHash(b);
    string md5Str="";
    for(int i=0;i<b.Length;i++)
    {
        md5Str +=b[i].ToString("x").PadLeft(2, '0');
    }
    return md5Str;
}
```

（2）Base64 加密解密算法

Base64 是一种使用 64 基的位置计数法。它使用 2 的最大次方来代表，仅可打印 ASCII 字符，可用于加密口令，其过程可逆。在 Base64 中，变量使用字符 A～Z、a～z 和 0～9 共 62 个字符，用来作为 Base64 编码表中的 64 个码，最后两个用作数字的符号（罗江华，2012）。

Base64 编码转换时，将 3B 的数据，先后放入一个 24 位的缓冲区中，先来的字节占高位。如果数据不足 3B，将缓冲区中剩下的位用 0 补足。然后，每次取出 6 位，按照其值选择不同的字符输出。不断进行，直到全部输入数据转换完成。

Base64 加密算法如下：

```
public static string EncodeBase64(string code_type, string code){
    string encode = "";
    byte[] bytes = Encoding.GetEncoding(code_type).
GetBytes(code);
    try {
        encode = Convert.ToBase64String(bytes);
```

```
    }catch {
        encode = code;
    }
    return encode;
}
```

Base64 解密算法如下：

```
public static string DecodeBase64(string code_type, string code){
    string decode = "";
    byte[] bytes = Convert.FromBase64String(code);
    try {
        decode = Encoding.GetEncoding(code_type).
GetString(bytes);
    } catch {
        decode = code;
    }
    return decode;
}
```

3. 多线程技术

根据通信流程的设计及实际的需要，本章进行如下多线程的设计：系统采用 Connect、Play、Send、Confirm 4 个线程。Connect 为音视频数据的接收线程，Play 为音视频播放线程，Send 为发送线程，Confirm 为在线确认线程。

音视频数据在内存中的存取方式有多种。对于不同的数据结构存储，数据存取的效率有着明显的差别。在可视对讲系统开发过程中，音视频数据以循环缓冲区和链表的方式存取。

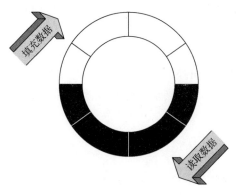

循环缓冲区是一种使用频率较高的数据结构，在可视对讲系统中经常用来进行音视频数据的缓冲接收。使用循环缓冲区保存音视频数据时，它并非将音视频数据保存到硬盘或其他外部存储设备里，而是直接存储到内存。访问内存的速度远远高于访问硬盘等外存的速度，这样做可以提高音视频的存取效率，克服硬盘空间不足的问题，以及实现硬盘的输入/输出最小化。循环缓冲区如图 10.6 所示。

图 10.6　循环缓冲区

图 10.6 中，黑色部分为音视频数据，白色部分为空闲的空间。向循环缓冲区填充数据是由 Connect、Confirm 线程来实现的，从循环缓冲区取出数据是由 Play、Send 线程来实现的。线程之间须采用同步和互斥操作，在循环缓冲区为空时，取出数据线程须等待填充数据线程存入数据到循环缓冲区；同理，当循环缓冲区满时，填充数据的线程也需要等待（王波，2014）。

可视对讲系统使用单向链表来进行语音数据按序接收与播放，以及录制与发送。由于在局域网内数据包多为按序到达，不考虑数据包的乱序问题，音视频数据按接收的先后顺序插入链表的表尾，Play、Send 线程从链表的表头获取数据，通过链表实现通信中音视频数据的存取。

10.2　群智计算与听障者无障碍交流体系

群智计算与听障者无障碍交流体系是根据总体需求、功能需求和非功能需求进行分析的，这 3 部分需求主要是通过不同的角度对平台的可行性分析，保证以同样的需求标准使平台能达到高性能、高效率的状态。

10.2.1　总体需求

1. 系统的性能指标需求

1）可靠性高。系统保证全天候运行，而且不卡机，保证系统正常运行。

2）应变能力强。在没有受到损害的情况下，保持系统继续工作。

3）响应速度快。系统能承担突发的大量客户访问时带来的数据处理压力，能做到响应时间不超过 2s。

2. 系统故障处理要求

系统发生通信故障，能够保证在 24h 恢复正常，如果软件出现问题，根据备份资料复制更新系统的程序。

3. 系统易用性要求

系统的交互界面要求方便操作和界面友好，用户使用时能迅速地适应系统的界面内容，并能快捷地查看客户需求相关项。

4. 系统安全要求

系统的安全保障主要分为系统登录用户身份认证、密码管理及各类数据的安全等，具体对各类安全的要求如下。

1）用户身份登录确认。系统操作界面中有用户注册界面，注册中需要用户填写基本信息，并通过手机获得动态的登录密码。登录界面完成后，用户可自行修改密码，并获得自己相应权限下的系统内容。

2）密码管理。用户在更改了系统的登录密码后，如果再次登录时忘记密码，只能通过管理员取得初始密码，再次获得密码除了需要验证身份外，系统还会根据登录时间、频次、地点等相关内容判断账号的安全性。并且，在用户设置密码时，根据用户的密码组合判断等级高低，以便提醒用户。

10.2.2　功能需求分析

本章所述系统主要在无障碍平台移动智能终端和无障碍平台 PC 端进行视频通信、文字交流、图片传输等功能的交互。其主要实现了以下功能。

1. 管理员

管理员拥有对系统中服务人员和用户进行账号查看、修改、删除，密码的修改等操作的权利。管理员通过对用户的新增、修改、删除（停用）等操作，实现对用户账号的管理功能。主要信息有用户登录名、用户名称、用户描述、状态。其中，状态为停用的用户不能再登录系统。

2. PC 端（服务端）

用户可以在 PC 端登录注册，通过本系统解决实际问题。

3. 移动智能终端（用户端）

用户通过移动智能终端注册并登录之后，通过系统可与服务人员进行交流，解决听障者遇到的实际问题。

4. 登录注册

用户需先进行注册，注册完成后可直接登录系统。

5. 密码管理

账户注册登录后，可通过系统内的密码管理来修改自己的初始登录密码。密码加密采用 MD5 加密方式，增强了密码的安全性。

6. 用户信息管理

用户注册登录之后可在系统内修改个人信息（如性别、头像、家庭住址、身份证号等基本的个人信息），方便管理员对用户进行管理。

7. 联络历史

通过联络历史可以看到服务人员为哪些用户提供了服务，以及可以查看服务的时间等基础的信息；通过联络历史可以查看服务人员的服务次数，方便对服务人员的服务进行评价。

10.2.3　非功能需求分析

为了保证系统能够长期稳定、可靠、流畅地运行，该系统应满足以下的非功能性需求。

1. 准确性

系统在样品评估等方面应具有保证数据准确性的功能，在多人操作时能够正确地避免数据冲突。

2. 可操作性

系统的前台操作应该尽可能地简单，将复杂的逻辑放到后台实现。

3. 扩展接口

程序的设计应预留好数据库字段及扩展接口，方便用户在使用后对于功能进行扩展。

4. 用户体验

程序在设计时不能出现卡顿现象，全部应为异步操作，以提升用户的体验感。

5. 效率

随着数据的增多，程序在数据处理上应保证及时响应，不能因为数据的增长导致程序响应时间出现明显增长，应保持平稳或呈现小幅波动。

10.2.4　听障者无障碍交流平台设计方案

听障者无障碍交流平台的设计方案主要包括平台总体设计、平台数据库设计及平台模块设计 3 个方面，分别针对登录者身份、移动智能终端和 PC 端进行设计。

1. 平台总体设计

听障者无障碍交流平台针对登录者身份、服务端的功能和工作模式进行设计。登录者身份主要包括管理员、用户和服务人员 3 种，服务端是以专用模式和公用模式实现用户和服务人员的无障碍交流的。

本章主要为以下 3 种身份的人服务。

1）管理员，可以通过系统查看用户和服务人员的基本信息，并且可以对用户和服务人员联系的历史记录进行查询，此外管理员还有对于用户及服务人员状态进行修改的权利，可以通过禁用使用用户或者服务人员失去使用系统的权利。

2）用户，听障者可以通过系统的可视化呼叫功能与服务人员进行沟通，服务人员通过对于手语的解读来帮助用户，解决用户的实际问题。此外，用户还可以通过系统维护自己的信息，修改自己的登录密码等。

3）服务人员，可以通过对于呼叫其过来的用户的手语的解读，通过文字或视频中语音的功能进行翻译解释，帮助用户完成日常生活中遇到的交流问题。此外，服务人员还可以通过系统维护自己的信息，修改自己的登录密码等。

听障者无障碍交流平台结构图如图 10.7 所示。

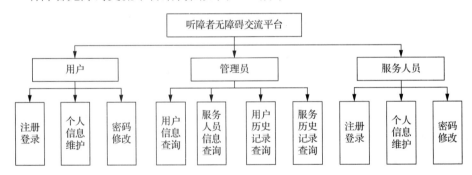

图 10.7　听障者无障碍交流平台结构图

在移动智能终端，用户可以通过可视化呼叫功能来与服务人员进行沟通和联系。移动智能终端主要提供 4 个用户与服务人员交流的功能（图 10.8）。

1）视频通信，用户直接通过视频与服务人员进行手语沟通，服务人员接收到信息后进行反馈，从而了解用户的意愿，通过文字或语音的形式传输给用户。

2）文字交流，用户和服务人员可以通过直接的文字交流来实现沟通，此外服务人员还可以通过了解到的手语，利用文字交流的形式给予解释、翻译等。

3）图片传输，系统提供了图片传输的功能，方便用户和服务人员进行沟通。该功能可以辅助服务人员帮助用户，更全面地了解用户的诉求。

4）视频发送，用户可以将事先准备好的手语视频发送给服务人员，服务人员可通过视频中的手语直接给出答复，方便、快捷、高效。

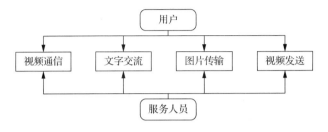

图 10.8　移动智能终端平台功能图

PC 端分为两层结构：平台管理员、服务志愿者。移动智能终端分为两层结构：服务志愿者、用户。公用模式与专用模式如图 10.9 和图 10.10 所示。

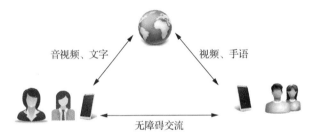

图 10.9　公用模式

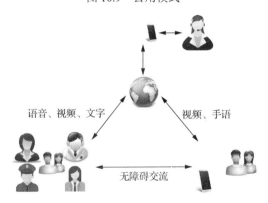

图 10.10　专用模式

2. 平台数据库设计

平台数据库设计在软件研发过程中是最重要的部分，良好的数据库设计不仅可以使软件开发过程优化，还可以减少表和表之前的耦合，在很大程度上减少数据的冗余量，减少数据检索的时间；数据库设计的合理性能够在软件开发过程中使 SQL 的编写更加合理、更加便于阅读。平台数据库的设计可以遵循数据库设计范式,本节的数据库设计参考了 3NF 范式。

平台数据库主要包括 4 张核心表,即服务人员信息表(ny_client 表)、用户信息表(ny_user 表)、会话记录表(ny_conversion 表)、地区表(ny_area 表),如表 10.1~表 10.4 所示。

表 10.1　服务人员信息表(ny_client 表)

字段名	类型	是否为空	是否自增	备注
id	主键 int(10)	否	是	服务人员 id
clogin_name	varchar(100)	否	否	服务人员登录名
password	varchar(100)	否	否	登录密码
real_name	varchar(100)	是	否	真实姓名
emp_id	varchar(100)	是	否	员工编号
sex	int(10)	是	否	1 男,2 女
imkey	varchar(60)	否	否	环信账号
impass	varchar(60)	否	否	环信密码
status	int(10)	否	否	状态 0 为离职(不可登录) 1 为入职
work_status	int(10)	否	否	工作状态 0 为休息 1 为上班
type	int(10)	否	否	服务人员级别 0 为管理者 1 为服务人员
phone_number	int(10)	是	否	电话号码
online	int(10)	否	否	在线状态 0 为空闲 1 为忙碌
photo	varchar(300)	是	否	头像文件
imgs	varchar(300)	是	否	预留字段
address	varchar(300)	是	否	地址
area_id	int(10)	是	否	熟悉地区手语
grade	int(10)	是	否	评分
rgister_time	int(10)	是	否	注册时间

表 10.2　用户信息表(ny_user 表)

字段名	类型	是否为空	是否自增	备注
id	主键 int(10)	否	是	用户 id
login_name	varchar(50)	否	否	登录名称

续表

字段名	类型	是否为空	是否自增	备注
password	varchar（50）	否	否	登录密码
real_name	varchar（100）	是	否	真实姓名
sex	int（10）	是	否	1 男，2 女
address	varchar（500）	是	否	居住地址
card_id	varchar（100）	是	否	残障人证号
imkey	varchar（60）	否	否	环信账号
impass	varchar（60）	否	否	环信密码
status	int（10）	否	否	状态（用于统计实时在线人数）
area_id	int（10）	否	否	熟悉手语区域
phone_number	int（20）	否	否	手机号
register_time	int（10）	否	否	注册时间

表 10.3 会话记录表（ny_conversion 表）

字段名	类型	是否为空	是否自增	备注
id	主键 int（10）	否	是	会话 id
user_id	int（10）	否	否	用户 id
client_id	int（10）	否	否	服务人员 id
session_begin_time	int（15）	是	否	会话开始时间
session_content	varchar（300）	是	否	会话内容
session_end_time	int（15）	是	否	会话结束时间
call_time	int（15）	是	否	用户呼叫时间
status	int（10）	是	否	会话状态 0 服务人员人员未及时接听 1 服务人员人员已接听
grade	int（10）	是	否	用户评分

表 10.4 地区表（ny_area 表）

字段名	类型	是否为空	是否自增	备注
id	主键 int（10）	否	是	地区 id
name	varchar（300）	否	否	地区名称
status	int（10）	否	否	状态

数据库表间关联图如图 10.11 所示。

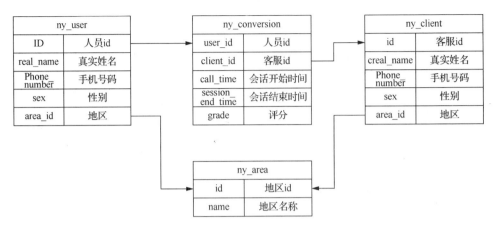

图 10.11　数据库表间关联图

3. 平台模块设计

听障者无障碍交流平台由 PC 端平台和移动智能终端平台组成。这两个平台都可以使用公用模式和专用模式。移动智能终端比 PC 端多 4 个模块，它们分别是热点新闻模块、附近商城模块、语音转换识别模块及手语培训模块，其核心模块主要是公用模式模块、专用模式模块和语音转换识别模块。

（1）公用模式模块

在公用模式模块中，用户发送服务请求所分配的志愿者需要会日常生活中常用的手语内容（图 10.12）。系统将为用户匹配与其地理位置最近的服务人员，以达到最好的服务效果和服务质量。

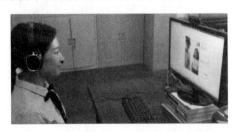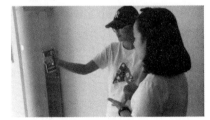

图 10.12　公用模式模块中听障者问路场景

（2）专用模式模块

在专用模式模块中，用户发送服务请求所分配的志愿者是根据不同的场所分配的。例如，用户在医院发送请求，系统会为其分配具有医学知识背景的志愿者，使用户与他人或者是医生之间的沟通信息更加准确（图 10.13）。这也是平台为用户设计更为周全的功能之一。

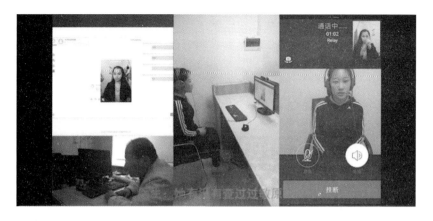

图 10.13　专用模式模块中医院问诊使用平台实例

　　无论是在公用模式模块还是在专用模式模块下，志愿者与用户建立视频通信结束后，用户都会给本次服务评分，系统后台会对志愿者服务评分进行监测，建立评分标准。如果服务评价为多次差评或评分较低，那么平台会对志愿者进行裁员，以保证为用户提供高质量的服务。

　　（3）语音转换识别模块

　　该系统支持将语音转化为文字。语音转换识别模块包括语音处理模块、特征值提取模块、解码模块。语音处理模块包括转换单元、降噪单元，其中转换单元用于将语音信号模数转换，降噪单元用于降低信号噪声；特征值提取模块用于提取语音信号特征值；解码模块根据声学模型数据库和语言模型数据库，对语音信号特征参数进行解码识别，语音信号特征参数解码识别后将语音信息转至文字信息。该语音识别模块支持网络语音技术。

　　在一些特殊的情况下，普通人可以用此功能把语音转化为汉字，让听障者了解普通人的思想。图 10.14 是语音转换识别模块流程图。

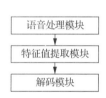

图 10.14　语音转换识别模块流程图

10.3　本　章　小　结

　　本章提出了一种基于多模态人机交互的听障者与普通人之间的无障碍交流方法，建立了听障者无障碍交流平台。用户主要通过以移动智能终端与手语翻译人员进行手语交流，手语翻译者再与普通人通过交流，实现听障者与普通人之间的无障碍交流。管理员主要是通过以 PC 端为主的平台进行数据信息管理和掌控的。

平台以群智计算和多模态人机交互的技术实现听障者与普通人的无障碍交流，使听障者的交流方式和生活质量变得更好。本章致力于解决听障者与普通人交流的难题。

参 考 文 献

陈旸，2013．数字化矿工：井下人员定位和安全监控系统研究[D]．西安：西安建筑科技大学．

洪晨，2015．移动群智感知系统任务分发方法研究[D]．长沙：湖南大学．

陆晓尉，2013．基于 Android 终端的实时视频传输技术研究[D]．北京：北京邮电大学．

罗江华，2012．基于 MD5 与 Base64 的混合加密算法[J]．计算机应用，32（z1）：47-49．

王波，2014．Android 系统无线视频流媒体的接收、解码与播放[D]．福州：华侨大学．

徐哲，李卓，陈昕，2017．面向移动群智感知的多任务分发算法[J]．计算机应用，37（1）：18-23．

赵东，马华东，2014．群智感知网络的发展及挑战[J]．信息通信技术（5）：66-70．